DU DÉLIRE POST-ÉCLAMPTIQUE

rouge

PAR

Félix SENLECQ

Docteur en médecine de la Faculté de Paris
Ancien interne des Asiles de la Seine
Ex-interne de la Maison Nationale de Charenton
Ancien Moniteur
à la Clinique d'accouchements et de Gynécologie
de la Faculté de Paris.

PARIS
G. STEINHEIL, ÉDITEUR
2, RUE CASIMIR-DELAVIGNE, 2

1896

DU

DÉLIRE POST-ÉCLAMPTIQUE

IMPRIMERIE LEMALE ET Cie, HAVRE

DU

DÉLIRE POST-ÉCLAMPTIQUE

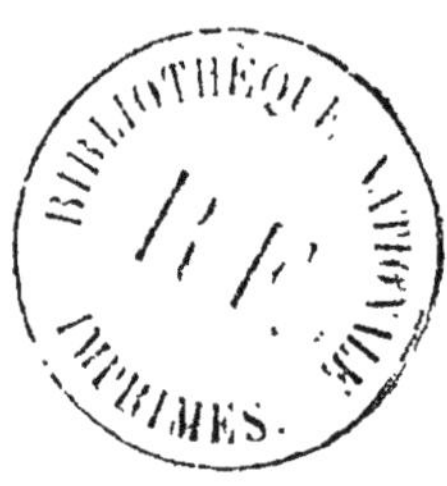

PAR

Félix SENLECQ

Docteur en médecine de la Faculté de Paris
Ancien interne des Asiles de la Seine
Ex-interne de la Maison Nationale de Charenton
Ancien Moniteur
à la Clinique d'accouchements et de Gynécologie
de la Faculté de Paris.

PARIS

G. STEINHEIL, ÉDITEUR

2, RUE CASIMIR-DELAVIGNE, 2

1896

AVANT-PROPOS

C'est avec un bien vif plaisir, avant d'étudier cette question du délire post-éclamptique, que nous venons nous acquitter d'une grande dette de reconnaissance envers nos maîtres des hôpitaux de Paris.

Pendant deux ans nous avons bénéficié des enseignements de MM. les chirurgiens Routier et Gérard Marchant, nous leur devons ces nombreux conseils, ces méthodes et ces soins qui font de la chirurgie moderne la plus belle des sciences.

Puis, nous avons appris la pathologie interne, guidé avec autant de bonté que de bienveillance par MM. les Drs Ferrand, Strauss, Galliard, Dreyfus-Brisac, Dieulafoy, Landouzy et Marfan.

Notre gratitude envers ces maîtres ne saura jamais être assez vive et nous garderons toujours le souvenir de leurs excellents préceptes.

Nous n'oublierons pas les savantes leçons sur les maladies mentales que nous ont prodiguées MM. les Drs Marandon de Montyel, Christian et Ritti dont nous avons éu l'honneur d'être l'interne.

Nous adressons aussi à M. le Dr Bar qui nous fit l'honneur de nous choisir comme moniteur à la Clinique d'accouchements et de gynécologie de la Faculté de Paris, l'expression de notre reconnaissance pour tout l'intérêt qu'il nous a porté.

A M. le Dr Damalix, chirurgien de la Maison Nationale de Charenton, pour sa sollicitude à nous parfaire en chirurgie, pour ses encouragements dévoués, pour sa vive amitié, nous sommes redevable d'une gratitude que nous ne savons qualifier.

M. le professeur Brissaud nous a montré toute sa bienveillance en voulant bien parcourir notre thèse et nous faire profiter de sa haute compétence en maladies mentales.

Nous remercions également M. le Dr Georgesco de l'amabilité avec laquelle il nous a prêté son précieux concours pour les traductions allemandes.

Notre cousin, M. le Dr Bouffe de Saint-Blaise, chef de clinique de M. le professeur Pinard, nous a communiqué, outre de remarquables observations, de judicieuses remarques, nous lui réitérons l'assurance de notre profonde affection.

Enfin, nous ne savons en quels termes exprimer à M. le professeur Pinard combien nous sommes sensible au grand honneur qu'il nous fait en acceptant la présidence de cette thèse, dans laquelle nous devons à son extrême bienveillance et à sa science approfondie les plus belles observations et les conseils les plus précieux.

Nous lui offrons tout particulièrement l'hommage de ce travail, faible marque de notre profonde admiration et de notre reconnaissance.

DU DÉLIRE POST-ÉCLAMPTIQUE

INTRODUCTION

L'historique du délire post-éclamptique se confond avec celui de la folie puerpérale. Lallier, en sa thèse (Paris, 1892) a cité les auteurs qui, jusqu'à cette époque, s'étaient occupés des relations de l'éclampsie et du délire consécutif dans certains cas. Depuis, peu de travaux ont été publiés sur ces relations de cause à effet entre l'éclampsie et la psychose, mais l'étude de la forme de cette dernière a été très approfondie, d'une manière incidente, il est vrai, dans les descriptions de la confusion mentale hallucinatoire, ce type de folie d'origine toxique.

Il est en effet hors de doute à l'heure actuelle que convulsion et délire dérivent tous deux d'une même cause, d'une auto-intoxication de nature d'essence inconnue mais indéniable.

Nous passerons toutefois en revue toutes les diverses opinions émises pour expliquer le délire à la suite des accès d'éclampsie, les unes faisant de l'accès même d'éclampsie, la raison du délire, les autres, moins nombreuses, voyant en dehors des accès, un agent provocateur du délire, puis nous examinerons le rôle de l'auto-intoxication.

L'étude du délire post-éclamptique lui-même viendra nous confirmer dans cette assertion de délire d'auto-intoxication : ses ressemblances avec les délires suites d'intoxication, délire alcoolique, urémique, par exemple, sont telles qu'il est parfois difficile d'établir un diagnostic. La forme habituelle de cette psychose, connue depuis peu de temps, ainsi que nous le verrons en la décrivant, est la confusion mentale hallucinatoire. Celle-ci, suivant les cas, revêt une forme plus ou moins atténuée, au point qu'il est parfois possible de l'assimiler à un rêve, ainsi que Lasègue l'a fait pour le délire alcoolique. Nous nous arrêterons à ces diverses formes et après avoir fait l'exposé du diagnostic, du pronostic et du traitement, nous publierons les observations recueillies dans les auteurs et celles beaucoup plus précieuses qui nous ont été communiquées par M. le professeur Pinard.

Les statistiques établies jusqu'à présent sont erronées, aussi avons-nous réuni la plupart des observations publiées afin d'essayer d'en tirer quelques conclusions, heureux si, à l'obstétrique, la pathologie mentale et à la thérapeutique, elles peuvent apporter quelque chose de nouveau.

CHAPITRE PREMIER

Relation du délire post-éclamptique et de l'éclampsie.

L'existence d'un délire survenant à la suite d'accès éclamptiques sans qu'il soit question d'infection n'est plus à discuter et il serait déraisonnable de voir dans l'apparition d'une psychose à ce moment, une simple coïncidence fortuite.

Aussi que d'explications on a essayé de donner du trouble mental, les uns en cherchant la cause dans l'éclampsie elle-même, les autres en dehors.

Selade, le premier, attribua le délire d'origine éclamptique aux fortes déplétions sanguines pratiquées chez des femmes « dont le système nerveux se trouve déjà, dit-il, dans un état d'éréthisme et d'exaltation particuliers ». A remarquer dans cette théorie l'intervention d'un élément nerveux d'origine plus ou moins récente.

Marcé partagea cette opinion mais crut devoir la compléter en y adjoignant « l'action d'une véritable perversion nerveuse, qui, après avoir amené des désordres du côté des mouvements, finit par provoquer l'explosion de troubles intellectuels, ainsi, ajoute-t-il, qu'on l'observe dans l'épilepsie, l'hystérie, alors qu'aux mouvements convulsifs succède souvent le délire ».

Simpson, peu de temps après que Cotugno eut découvert l'albumine dans les urines, fut le promoteur d'une idée nouvelle qui réunit beaucoup d'adeptes : « le délire provient de l'intoxication de la masse sanguine par l'albumine de la grossesse » ; pour lui, même, toutes les folies puerpérales dérivent de cette cause. Dès lors, Spiegelberg, Winckel, Zweifel, Donkin, apportent des observations pour affirmer ce fait, tandis que Imbert, Goubeyre, Frerichs et Boyer le combattent, soutenant avec feu la théorie de l'urémie brightique, l'urée étant seule cause du délire.

Bailly résumait ainsi ces questions : « albuminurie et éclampsie, par conséquent délire, sont symptomatiques d'un même trouble rénal, caractérisé dans un premier degré par l'albuminurie et ayant pour expression ultime la convulsion éclamptique » ; le délire post-éclamptique a même genèse.

Or, il existe des observations bien précises où l'éclampsie suivie d'aliénation mentale ne fut pas précédée d'albuminurie. On ne peut admettre l'hypothèse d'une éclampsie réflexe, ainsi que l'ont fait Mandillon et Pinzani, le shock seul des accès éclamptiques pouvant faire éclore les troubles psychiques.

Nous éliminons les déplétions sanguines de la genèse de la psychose. Bien des éclamptiques sont devenues délirantes sans avoir été saignées. Il en est de même pour l'albuminurie, vu qu'il existe des cas de délire post-éclamptique sans qu'on ait pu, à aucun moment de la gestation, déceler même des traces d'albumine dans les urines. Trousseau et Fritz ont laissé chacun une observation très nette de ce fait.

Si, d'autre part, on a analysé les urines bien avant les

accès d'éclampsie, on trouve chez les diverses parturientes tantôt que les proportions d'albumine dans les urines sont infimes, à peine sensibles, tantôt que ces proportions sont très grandes, que le délire succède ou non aux convulsions. Olshausen, en dix cas d'aliénation survenue dans ces conditions, a noté que dans un cas la teneur de l'urine en albumine était très faible et que dans deux autres on ne pouvait en déceler de traces.

L'albumine n'est donc pas une cause directe, unique du délire ; nous verrons à propos de la pathogénie de la psychose post-éclamptique, le rôle que ce facteur peut jouer.

Les accès d'éclampsie à eux seuls peuvent-ils déterminer l'éclosion d'un trouble mental.

Fritz le premier émit cette hypothèse sans toutefois donner aucune explication sur le mode d'action. « C'est dans l'éclampsie seule, dit-il, et non en dehors qu'il faut rechercher l'origine de la folie ». Il fait suivre cette idée d'une remarque très intéressante, « peu importe, ajoute-t-il, le moment où apparaissent les accès avant, pendant ou après l'accouchement, toujours ces accès peuvent être suivis de trouble mental ». Des observations nombreuses vérifient ce fait. Nous voyons chez une primipare grosse de 5 mois survenir l'éclampsie suivie vingt-quatre heures après d'une excitation maniaque de quelques semaines. Plusieurs cas à 6, 7, 8 mois sont de même suivis de délire, celui-ci apparaissant ordinairement dans un délai de quarante-huit heures après le dernier accès, faisant très rarement suite au coma consécutif, survenant la plupart du temps à une époque où l'organisme réagissant paraîtrait devoir être à l'abri de toute complication.

Mêmes manifestations maniaques à la suite d'éclampsie survenant avant le travail, finissant ou cessant après ou avant l'accouchement, à la suite d'accès d'éclampsie se produisant au moment même du travail pour cesser aussitôt ou peu après, surgissant au moment même de l'accouchement ou à une époque plus ou moins éloignée de l'expulsion du fœtus ou de l'enfant.

La question du moment où surviennent les accès d'éclampsie n'influant en aucune manière sur la production du trouble mental, n'est pas à discuter, bien qu'il puisse paraître de l'ensemble des observations et des statistiques que c'est au moment les plus environnant l'accouchement, qu'il y ait plus grande fréquence de délire consécutif. Nous ne saurions être affirmatif sur ce point. N'est-ce pas à ce moment aussi que l'éclampsie éclate le plus souvent. Voici du reste l'ordre de fréquence de l'apparition des accès d'éclampsie ; malgré nos recherches nous ne pouvons mettre en regard, ce qui serait fort intéressant, l'ordre de fréquence de délire : sur 50 cas, M. le professeur Pinard a observé 27 cas d'accès d'éclampsie pendant la grossesse ; 15 pendant le travail, 8 seulement après l'accouchement. Très rares avant le cinquième mois, les accès éclamptiques seraient surtout fréquents au moment du travail, pendant la période d'expulsion prétend Taylor, pendant au contraire la période de dilatation ainsi que, preuves en mains, M. le professeur Pinard le certifie.

Sur 15 cas observés, 13 fois les accès apparurent à ce moment.

Quant aux accès d'éclampsie post-partum, ils débutent ordinairement quelques heures après la délivrance, ou plus tard même, deux, trois, quatre, neuf jours (Nægele) ; douze jours (Cazeaux) ; seize jours (Legroux), huit semaines (?) (Simpson).

A toutes ces époques peut advenir le délire sans être modifié ni en forme ni en intensité, soit par la précocité de l'éclampsie, soit par son retard.

Le laps de temps entre le dernier accès éclamptique et l'éclosion de la psychose est aussi fort variable mais sans aucune action spéciale : il peut s'étendre de quelques heures à peine, succédant immédiatement au coma quelquefois huit jours après (obs. Grœnser).

Aucune influence non plus de la durée du coma quoiqu'on ait prétendu.

Enfin, ni le nombre, ni la violence pas plus que l'intensité des accès ne paraissent avoir d'action sur la forme, la marche, le pronostic du délire.

On a vu le délire survenir aussi violent et aussi bénin après un seul accès même peu intense comme après 10, 15, 25 accès (Hahn) d'une violence extrême.

Il résulte de ces remarques que l'éclampsie elle seule n'est pas non plus cause immédiate du délire ; qu'elle n'est purement qu'une manifestation au même titre que l'albumine d'un état pathologique particulier dont ce délire, même n'est sans doute également aussi qu'une simple manifestation chez des femmes héréditaires ou prédisposées par acquit d'une tare névropathique antérieure.

De plus, en effet, on ne peut nier l'influence considérable que joue cette prédisposition héréditaire ou acquise dans l'éclosion du délire. L'éclampsie comme tout autre état convulsif n'est-elle pas héréditaire elle-même en quelque sorte ?

On peut citer des malades dont la mère, les sœurs ont présenté à leurs accouchements ou à leurs grossesses, sinon des accidents éclamptiques, du moins des accidents nerveux. La question d'hérédité s'étend au délire post-éclamptique et joue encore, dans ce cas particulier, le grand rôle indéniable qui lui est dévolu dans toute la pathologie mentale qu'elle régit presque. Nous reviendrons du reste sur cette question de prédisposition.

CHAPITRE II

Rôle pathogénique de l'éclampsie.

Ni les saignées, ni l'albuminurie, ni le nombre, ni la violence des accès, ni l'accès lui-même, invoqués comme shock ne sont mobiles suffisant pour faire éclore le trouble mental, c'est donc aux causes mêmes de l'éclampsie que nous devons nous adresser pour expliquer la genèse du délire.

Nous allons donc étudier successivement les nombreuses théories émises à ce sujet, nous les étudierons dans leurs rapports avec un délire et nous nous efforcerons d'en tirer le bénéfice de quelques remarques.

La théorie la plus ancienne en date et qui semble peut-être le mieux se rapporter au tableau clinique, est la théorie nerveuse qui remonte à Borsieri, Mauriceau, Sydenham.

L'éclampsie est une névrose ordinairement à forme convulsive mais parfois aussi, après les convulsions, à forme psychopathique. De là, à faire de l'éclampsie, soit de l'épilepsie, soit de l'hystérie, il n'y a qu'un pas. Cette théorie de transformation s'adapte assez bien aussi aux faits cliniques, et Mme Lachapelle semblait pouvoir dire avec justesse que l'éclampsie n'était que la transformation en état aigu d'une épilepsie larvée.

Scanzoni, Nothnagel et Smith font ensuite de ces troubles nerveux convulsifs et des troubles psychiques consécutifs des actes réflexes à point de départ utérin. Cazeaux prétend que « le délire se produira à bien plus forte raison si au moment de l'accouchement éclatent les accès d'éclampsie avec leurs convulsions à formes variables, cloniques dans la grande majorité des cas, tétaniques dans certains faits exceptionnels et qui liées d'une manière incontestable à l'albuminurie, n'en reconnaissent pas moins pour causes déterminantes les contractions utérines destinées à l'expulsion du fœtus ».

Cette névrose consécutive n'est pas plus admissible que celle de transformation.

Marchal (de Calvi) se constitua longtemps le défenseur d'une théorie que nous pourrions appeler anatomique, où les convulsions éclamptiques aussi bien que le délire seraient dus à une altération matérielle des centres nerveux et de leurs enveloppes. Mais qui produirait ces lésions? Marchal ne le dit pas; l'anatomie pathologique détruit cette hypothèse par la variété et le nombre des lésions observées indifféremment : ces lésions elles-mêmes ne portant pas habituellement sur les parties qui d'après les physiologistes sont seules capables de produire les convulsions, ne peuvent être pathognomoniques.

Broussais et H. Blot croyant les accès éclamptiques produits par une congestion cérébrale semblent avoir pris un des effets assez souvent observé pour la cause.

Nous avons vu plus haut le rôle de l'albumine dans l'éclosion de la psychose; nous étudierons maintenant le rôle que peut jouer l'albumine par trouble dans la sécrétion rénale et comment le mauvais fonctionnement des reins et la rétention dans le sang de produits non éliminés habituellement par l'urine, peuvent agir sur l'apparition d'accès convulsifs et l'évolution d'un délire.

En 1833, Wilson prétend que l'éclampsie est due à la présence d'urée dans le sang ; cet excès d'urée serait toxique ; or il résulte d'observations probantes que l'urée n'est pas convulsivante (Claude Bernard) et qu'elle est diurétique (Bouchard). M. le professeur Pinard l'emploie même à cet effet en injections hypodermiques chez les éclamptiques anuriques. Quinquaud, Grehaut de Charpentier et Butte ont démontré la toxicité de l'urée et dénié aussi ses propriétés convulsivantes. L'urée serait toxique à dose diurétique et pourrait produire ainsi le délire. Dans les injections d'urée contre l'anurie jamais pareil accident ne s'est montré. Il faut toutefois admettre que c'est peut-être un des agents répondant le mieux au tableau clinique de l'évolution de la psychose, le délire apparaissant presque toujours au moment de la diurèse.

La théorie de Frerichs, basée à faux sur la présence présumée exceptionnelle de carbonate d'ammoniaque dans le sang, n'offre aucun crédit. Cl. Bernard a démontré la présence constante de ce sel dans le sang.

Même erreur commise, qu'on invoque avec Shottin, la créatine, ou la créatinine avec de l'Espine, la potasse; avec R. Jones, l'oxalémie.

Bientôt, du reste, tous ces auteurs qui, autrefois, avaient cherché dans tel ou tel principe particulier de l'urine, la raison de l'éclampsie et du délire, se rangent à l'avis de M. le professeur Bouchard, prétendant que les reins fonctionnant mal, les différents matériaux de l'urine retenue dans l'organisme sont causes d'intoxication.

Telle est la théorie de l'urinémie qui, à part un facteur oublié, le foie, serait celle de l'auto-intoxication. Rivière, en effet, a remarqué que le rein peut être malade sans qu'il y ait éclampsie, comme il peut y avoir éclampsie sans que le rein soit malade.

La folie post-éclamptique n'est donc pas de même source que la folie brightique. Le rein, s'il est point de départ de l'éclampsie, ne peut être le seul facteur à incriminer.

Féré a essayé de concilier la théorie nerveuse à celle des troubles rénaux; il fit de l'éclampsie une épilepsie réveillée par intoxication chez des héréditaires, des prédisposées. L'intervention de l'intoxication pour le réveil d'un état névropathique est très ingénieux, très réel ; mais nous savons que l'éclampsie n'est ni de l'épilepsie ni de l'hystérie.

En 1884, au congrès de Blois, Delore et Rodet publient un travail très intéressant, basé sur des faits cliniques, tendant à démontrer l'origine microbienne de l'éclampsie.

En 1885, Doléris et Poney communiquent à la Société de Biologie une étude sur l'urine des éclamptiques : l'urine et le sang de certains éclamptiques contenant des microbes. En 1886, Doléris et Butte trouvent dans le sang une substance cristalline toxique provenant du foie. La même année Jürgens découvre dans le sang des éclamptiques des bacilles courts, légèrement recourbés, à morphologie variable toutefois.

M. Blanc, reprenant les expériences de Doléris, trouve des monocoques, des diplocoques et surtout des streptocoques dans le sang. Ce serait alors infection et l'éclampsie n'est pas de nature infectieuse. Les bactéries sont retrouvées dans l'urine, y apparaissant suivant la loi de Wyrsokowitch et Berlioz ; de plus, ces urines ainsi contaminées peuvent donner, dit Doléris, par culture, un bacille fin, spécial, qui, inoculé à des animaux, produirait des convulsions.

Bayard Holmes de Chicago croit que ces micro-organismes ne sont pas causes directes de l'éclampsie pas plus que du délire, mais qu'ils agissent uniquement par les troubles fonctionnels des organes éliminateurs, troubles amenant l'auto-intoxication.

Chambrelent, le 27 février 1892, a en effet démontré la toxicité du sérum chez les éclamptiques : cette toxicité est accrue dans de fortes proportions au point qu'il suffit d'une très faible dose pour provoquer des accidents. Lallier fait remarquer que le coefficient uro-toxique est très notablement diminué, de 0,46 il peut tomber à 0,14, 0,13.

A. Pilliet, tout dernièrement, après des recherches toujours négatives, conclut avec réserve que la théorie de l'infection pour l'éclampsie n'est pas assise, il n'y a pas de microbe défini, isolé par cultures, pouvant par inoculation produire les convulsions.

A. Herrgott (de Nancy), ainsi que Haushalter, attribuent les convulsions éclamptiques, les unes à un microbe pathogène qui trouve dans l'organisme modifié par la grossesse un terrain favorable, les autres à l'auto-intoxication produite par trouble du filtre rénal. Cette dualité d'origine fait que d'une part le délire aurait même genèse que celui de toutes les maladies infectieuses, la fièvre typhoïde, l'infection puerpérale, d'une autre part le délire proviendrait d'une auto intoxication. On peut toujours aussi se demander si dans la première hypothèse, le microbe est cause de la maladie ou si c'est la toxine qu'il sécrète.

Quoi qu'il en soit de toutes ces diverses théories, il n'est pas douteux que, l'éclampsie n'étant pas d'origine infectieuse, le sang se trouve chargé de principes toxiques.

Aussi nous rangeons-nous à la théorie de l'auto-intoxication professée par Bouchard.

Cette auto-intoxication complexe, produite d'une part par les troubles des organes sécrétoires par le fait même de la grossesse, par la résorption des ptomaïnes non éliminées, joue le même rôle que les intoxications typiques de nature alcoolique, saturnine, etc., aussi bien dans l'éclosion des convulsions que dans l'évolution d'un délire. Le rein est troublé dans sa fonction éliminatrice, le foie l'est et dans cette même fonction et dans celle très importante de destruction des agents toxiques.

En 1888, Auvard et Rivière étendent la cause de l'éclampsie aux autres organes que le foie et le rein, ils incriminent le mauvais fonctionnement de la peau, du poumon, de l'intestin. Le doute plane encore sur ces poisons résorbés et non éliminés, mais leur action est flagrante. L'influence seule de la grossesse sur leur production, invoquée par Auvard, paraît exagérée : combien de femmes, en effet, se portent mieux en cet état physiologique qu'en tout autre temps.

En résumé, de toutes ces diverses théories expliquant la genèse de l'éclampsie et du délire par conséquent, les plus nombreuses aboutissent toutes d'une manière quelconque à une intoxication de la masse sanguine, à une auto-intoxication. C'est donc là que nous voyons la cause du délire, car il n'est pas déraisonnable, ainsi que le dit Lallier, d'admettre qu'un empoisonnement assez intense pour produire par son action sur les centres nerveux des troubles moteurs aussi violents que ceux de l'éclampsie, ne puisse produire également des troubles plus ou moins graves dans la sphère intellectuelle.

Boudrie en sa thèse, en 1878, voit dans l'éclampsie une prédisposition à la folie et une cause. Seydel pense que ces deux manifestations pathologiques, éclampsie et délire se succédant parfois, sont le résultat d'une même cause qu'il voit dans une pression artérielle exagérée et dans une altération du rein. Il n'est pas permis de douter qu'une cause unique préside et à l'éclosion des accès d'éclampsie et à l'évolution de la psychose qui les suit parfois. Cette cause est l'auto-intoxication, mais nous ne pouvons ni l'expliquer ni dire sa nature.

L'état de grossesse suffirait-il à produire cette auto-intoxication? Ce serait faire d'un état physiologique, un état pathologique ; cette erreur ne peut être supposée.

Il peut se faire, et les faits cliniques mieux observés le démontreront, que l'auto-intoxication acquise de quelque façon que ce soit par une femme enceinte, évoluera de diverses façons suivant qu'elle rencontrera un terrain vierge d'antécédents convulsifs ou psychiques pourvu de l'un de ces deux antécédents ou des deux à la fois.

Chez la femme sans prédispositions ni héréditaire ni acquise, soit de convulsions, soit de délire, le résultat de l'auto-intoxication se borne peut-être à un peu d'albumine dans les urines tandis, que chez la femme à antécédents convulsifs il y aura des accès d'éclampsie, et s'il y a des tares névropathiques, il pourra se produire une psychose plus ou moins vive elle-même suivant la gravité des tares.

Les observations prises en ce sens donneront peut-être de précieux renseignements.

CHAPITRE III

Anatomie pathologique.

Rien de constant n'apparaît, d'après les auteurs, dans les lésions observées à l'autopsie chez les quelques femmes mortes en état de délire post-éclamptique. Si, d'autre part, nous jetons un coup d'œil sur la diversité des lésions du système nerveux produites chez les femmes succombant aux accès d'éclampsie, il nous est impossible d'affirmer quoi que ce soit, aussi ne ferons-nous qu'une simple énumération de ces diverses lésions.

En 1825, Mme Lachapelle cite un cas d'hémorrhagie cérébrale survenue dans le coma éclamptique.

Baudelocque a vu chez une femme en travail une hémiplégie gauche survenir à la suite d'accès d'éclampsie.

Alors que Velpeau en 1834 et Prestat regardaient l'hémorrhagie cérébrale comme complication la plus redoutable de l'éclampsie, en 1859 P. Dubois affirmait la turgescence du système vasculaire cérébral.

Braun, sur 10 autopsies trouva 10 fois de l'anémie avec œdème du cerveau et une fois l'apoplexie interméningée.

Frassnig, Desiliers, Regnault, Hardy, Collins, Mac-Clentok, Grœnser, Martin firent 51 autopsies dans lesquelles ils trouvèrent :

Anémie et épanchement séro-interstitiel.......	6
Hyperhémie cérébrale........................	5
Apoplexie méningée.........................	1
Hyperhémie cérébrale........................	10
Rien..	5
Hydropisie ventriculaire......................	5
Épanchement séreux de l'arachnoïde..........	7
Épanchement apoplectiforme du cerveau......	12

Kiwish, Braun notèrent une hyperhémie du cerveau et des apoplexies méningées.

Axenfeld trouva des signes manifestes de congestion chez des femmes ayant eu du délire post-éclamptique.

Braun dit avoir rencontré fréquemment de l'anémie, de l'œdème et du ramollissement, rarement au contraire l'apoplexie interméningée et l'hyperhémie des membranes.

Plus récemment Lœchlein, sur 19 autopsies, a noté comme lésion la plus fréquente la présence d'ostéophytes avec un peu d'œdème de la pie-mère.

Enfin en 1883, Schauta se prononça pour l'influence prépondérante de l'œdème cérébral.

Nous n'avons pu faire d'autopsie et devant le grand nombre de lésions incriminées nous n'osons nous prononcer sur celle pouvant expliquer la psychose.

Toutefois, il nous paraît difficile d'expliquer les hallucinations de la vue et de l'ouïe autrement que par une influence directe sur les centres périphériques de la vision et de l'ouïe, influence pouvant être difficilement étrangère à un trouble de la circulation.

Nous ne pouvons admettre des foyers de nécrobiose se produisant et se réparant dans l'écorce cérébrale au même titre que dans le foie. L'explosion subite du délire, sa durée parfois si éphémère, n'impliquent pas une lésion de cette profondeur.

Il y a aussi certainement une influence directe de l'auto-intoxication sur la cellule nerveuse elle-même, action semblable à celle observée (polynévrite) dans les cas de psychoses consécutives à l'infection.

A. Nagy, en 1894, a trouvé avec le procédé de Nissl des lésions des cellules cérébrales peu marquées, il est vrai, ressemblant à celles rencontrées dans l'hystérie, l'épilepsie et l'hystéro-épilepsie.

Cette question d'anatomie pathologique reste encore dans le vague.

CHAPITRE IV

Hérédité.

Les accès d'éclampsie, si on étudie la plupart des observations, éclosent habituellement chez des femmes à prédispositions convulsives héréditaires ou acquises, et si autrefois on avait expliqué l'éclampsie par une transformation de l'épilepsie et de l'hystérie, c'est précisément qu'on avait remarqué certaines relations entre ces divers états : la transformation implique la préexistence. Si d'un autre côté on examine la situation, la profession des femmes ordinairement prises d'accès éclamptiques, on trouve la plupart du temps sinon la misère, du moins un état précaire nécessitant un travail parfois pénible jusque souvent la veille même de l'accouchement. Le système nerveux, la moelle fatiguée, sous le coup de l'auto-intoxication, sont en imminence de convulsions.

Ce qui a lieu pour l'accès convulsif se passe aussi pour l'accès psychique. Si on scrute les antécédents héréditaires, on rencontre facilement des tares plus ou moins nettes de névropathie, parfois même d'aliénation. Il est à regretter que dans la plupart des observations on ait omis de signaler ces antécédents psychopathiques. La prédisposition acquise peut aussi être démontrée et, si nous ne nous arrêtons pas sur la question de prédisposition héréditaire c'est que c'est une loi devenue évidente dans toute la pathologie mentale, nous ne voulons pas rechercher ailleurs que dans l'état de grossesse lui-même, les mobiles pouvant amener l'acquisition d'une tare névropathique. Ne voit-on pas, en effet, les femmes changer de caractère, devenir irascibles, peureuses, menteuses, voleuses même, attentives à un rien ou étourdies, exaltées ou déprimées. Est-ce là un phénomène anormal ou une coïncidence ; non certainement, car cet état de nervosité persiste durant toute la grossesse et peut apparaître à tout instant. N'est-ce pas un premier facteur de prédisposition. Ajoutez à cela les mille ennuis qui peuvent tourmenter les femmes en cet état, question d'orgueil, de coquetterie, de honte, de déshonneur, de préoccupation même de la marche et de la terminaison de la grossesse, vous aurez là un nouvel agent d'influence sur l'état psychique. Vous aurez la prédisposition acquise.

Nous pensons que si ces diverses recherches avaient été faites, elles eussent donné lieu à d'intéressantes statistiques. Malgré nos recherches nous n'avons pu grouper un nombre assez grand de cas pour émettre une opinion bien nette et établie, mais nous estimons que ce qui n'est aujourd'hui qu'une hypothèse, par l'étude plus approfondie des faits, ne tardera pas à se vérifier et à devenir un fait clinique évident.

CHAPITRE V

Formes du délire post-éclamptique.

Autrefois on croyait que la femme éclamptique, si elle devenait délirante, prenait le délire auquel elle était prédisposée.

Des nombreuses observations publiées, il est évident maintenant que la psychose post-éclamptique revêt ordinairement une même forme à symptômes plus ou moins marqués mais caractéristiques. Autrefois donc, alors que l'étude de l'aliénation mentale n'était pour ainsi dire qu'à son début, on appelait manie puerpérale, indistinctement toutes les manifestations délirantes que présentaient les femmes en couches, que ces manifestations soient dues à l'infection ou à l'éclampsie. Aujourd'hui le nom de manie puerpérale ne doit comprendre que cette forme de psychose produite par l'infection. Le délire après l'éclampsie n'étant pas la manie, doit s'appeler psychose ou délire post-éclamptique.

Ce ne fut guère que vers 1851 que Delasiauve distingua d'une façon bien tranchée toute une série de manifestations psychiques formant une classe étrangère, à la manie, à la lypémanie, à l'idiotie. Cet auteur ignoré, longtemps, décrit ce délire comme une torpeur intellectuelle dans laquelle les idées sont confuses, non enchaînées, sans raisonnement. Les fonctions cérébrales, dit-il, sont comme suspendues; ce qui domine en fait de symptômes psychiques sont des hallucinations visuelles et auditives.

Les symptômes physiques sur lesquels nous reviendrons à propos du diagnostic furent, l'année suivante, énumérés tout au long dans la thèse de Sauze. Ces deux études, vivement attaquées par Baillarger et Sales Girons, furent défendues en même temps par Renaudus Thore et Aubanel. Marcé ensuite vint se ranger du côté de Baillarger, tandis que Laurent et Becquet, sans prononcer le nom de Delasiauve, émettent ses idées.

Achille Foville en 1873, Dagonet ensuite, donnent tous deux une excellente description de cet état encore appelé stupidité. M. Ball, sous le nom de torpeur cérébrale, décrit un état particulier d'engourdissement de la pensée qui peut, dit-il, se développer à la suite de causes extrêmement diverses. Il ne mentionne pas les accès d'éclampsie.

En Allemagne la question fut vivement étudiée, et nous ne citerons rapidement que les noms d'Heinroth, Ideler, Spielman, Wachsmutt, Neuman, Griesinger, Emminghauss et Wille. Fursnter décrit en 1875 une psychose particulière qu'il appelle confusion hallucinatoire et qu'il sépare de la manie aiguë. Cette forme est de nouveau étudiée et signalée par Merklen, Schafer, Fritsch. Meynert le premier adopta le nom de confusion mentale hallucinatoire (Verwirrtheit) pour les cas de courte durée qu'il nomme « Allgemeine Verrücktheit » s'ils deviennent incurables.

En ces dernières années nous trouvons des travaux remarquables sur cette question, de Mayser, Kretz, von

Vogt, Kirn Buch, Scholz, Werner, Hoche, Th. Zuchen, Schule et Cramer (1894).

En Angleterre nous ne pouvons citer que Spitzka, James Ross, J. H. Lloyd, comme ayant étudié la confusion mentale.

Hurd, John Fergusson, Charlès H. Hughes et W. H. Worcester ont publié récemment quelques observations suivies de remarques ayant surtout trait aux rapports de l'éclampsie et de l'alcoolisme.

En 1892, M. Chaslin, au Congrès de Blois, proposa le nom de confusion mentale à ce délire qu'il décrit si bien dans un ouvrage portant ce titre. Au congrès de La Rochelle, MM. Regis et Chevalier Lavaure présentèrent en 1863 un rapport très détaillé sur l'étiologie de la confusion mentale. Ici les accès d'éclampsie sont signalés. Ce n'est donc que depuis un temps relativement restreint que la confusion mentale hallucinatoire est une entité psychopatique spéciale, et si autrefois on désignait sous le nom de manie, d'état maniaque, le délire post-éclamptique, l'étude des observations publiées alors nous montre un ensemble de symptômes qui constituent la confusion hallucinatoire.

Nous ferons tout d'abord remarquer dès le début de l'étude de cette psychose combien sont nombreuses et pouvant amener une erreur de diagnostic étiologique, les analogies entre ce délire et celui consécutif soit aux maladies de nature convulsive, épilepsie, hystérie, soit aux intoxications ; la folie alcoolique, par exemple, le délire urémique, ces deux types d'intoxication méritent presque la même description que la psychose post-éclamptique. Le diagnostic rétrospectif est souvent difficile à établir et bien des erreurs commises sont causes que la plupart des statistiques publiées à ce sujet sont erronées.

A quel moment débute ordinairement le délire? Nous pouvons être affirmatif sur ce point : c'est toujours à la suite des accès, jamais pendant leur durée, avant leur terminaison. Bien plus, ce n'est guère immédiatement à la suite des attaques convulsives, après le coma consécutif que se manifeste la confusion mentale. Quelques cas sont relatés où sans avoir recouvré la moindre lueur d'intelligence, la malade est passée de l'état comateux à l'état délirant; ces faits sont exceptionnels. Presque toujours le délire se déclare lorsque le coma s'est dissipé, quand l'intelligence est revenue, alors surtout, remarque importante, que la diurèse est suffisamment établie pour faire espérer toute crainte de complications. On peut se demander si cette remarque ne serait pas en faveur d'une action spéciale de l'urée sur l'éclosion de la confusion mentale : l'urée n'atteignant son pouvoir diurétique qu'au moment où en même temps elle devient toxique sur les centres nerveux? Ce n'est qu'une pure hypothèse que les faits cliniques détruisent.

Les dates les plus communes de l'éclosion du délire à la suite des accès d'éclampsie semblent être de deux à trois jours après la dernière attaque. Grœnser toutefois cite un cas où le délire n'apparut que huit jours après la dernière convulsion.

Il n'y a pas de symptômes pouvant annoncer l'éclosion du délire. S'il y a un peu de torpeur physique ou même intellectuelle préexistante, on peut l'attribuer à l'état comateux d'où sort la malade. A cette époque, les hallucinations de la vue et de l'ouïe ne se sont pas encore emparées de la malade ainsi qu'on l'a prétendu.

C'est tout à coup que la femme accuse des hallucinations. Celles-ci, qui sont surtout fréquentes du côté de la vision, sont très vives, absorbent toutes les idées de la malade, les troublent, donnant en un mot une véritable confusion. En même temps que les hallucinations et causée par elles, l'agitation apparaît et atteint d'emblée son apogée. Aux hallucinations de la vue, s'ajoutent des hallucinations auditives qui paraissent plutôt agir dans le sens de la stupeur que dans celui de l'agitation. Parfois, la malade accuse des hallucinations du côté de l'odorat.

C'est pour échapper à ces phénomènes qui se précipitent sans enchaînement, que la malade est constamment très agitée : elle marche, court, danse, ne peut être maintenue dans son lit. La malade crie, vocifère, répond en bredouillant à ce qu'elle croit entendre. La mémoire semble abolie, aucune ne parle de son accouchement, la plupart, au contraire, pensent n'avoir pas encore expulsé leur enfant et font parfois le simulacre des douleurs et des contractions de l'accouchement. Il paraît y avoir hyperesthésie de la peau, la sensibilité générale est bouleversée. On est frappé de la loquacité incohérente de ces femmes. Cette loquacité bizarre précède parfois le début des hallucinations. Les idées se pressent, variées et sans liaison aucune, changeant par le seul fait d'une consonance de mot. Le parler est entrecoupé de ripostes, d'injures, de grossièretés aux personnes qui sont perçues dans les hallucinations.

La personnalité elle-même est souvent changée ; la délirante devient sainte, diable, héroïne, reine, etc. Ces idées de grandeur concomitantes sont relativement très fréquentes. Les idées de persécution, de suicide, d'homicide se rencontrent parfois et se pressent également sans systématisation, ce qui les rend moins dangereuses.

Les actes suivent la même incohérence que les idées ; le monde extérieur, s'il n'est pas aboli, n'est plus nettement perçu et rien ne fixe l'attention de la femme. Tous ses gestes sont désordonnés, coïncidant avec les hallucinations qui les provoquent.

Cet état, celui de moyenne intensité, présente une durée plus ou moins longue, rarement coupée de rémissions. Mais si le début est brusque, le retour à la raison peut être ou très rapide, brusque même ou progressif, ce qui a lieu le plus souvent. Parfois, et peut-être chez les femmes à antécédents héréditaires ou acquis plus marqués, ce serait le troisième cas, celui de chronicité, on voit la guérison s'attarder indéfiniment ; le pronostic s'assombrit et la femme tombe en démence.

Enfin, à côté de ces deux formes, l'une, dont nous venons de faire la description, forme moyenne et l'autre forme chronique, s'en place une autre pour laquelle nous pourrions emprunter la description si parfaite qu'a faite Lasègue de cette variété de délire alcoolique qu'il a comparée à un rêve. Cette forme de beaucoup la plus fréquente revêt parfois le type intermittent, ainsi que le signale dans deux observations, M. le professeur Bar.

Les hallucinations visuelles et auditives occupent encore la malade mais sans lui causer cette agitation extrême signalée plus haut. L'aspect de la femme est plutôt extatique : elle rêve, et de même que dans cet état spécial, on peut, par des influences appropriées, l'éveiller, on peut, dans le rêve post-éclamptique, agir sur la malade et la tirer de cet état psychique.

CHAPITRE VI

Diagnostic

Le symptôme confusion peut se présenter dans une série de troubles mentaux les plus divers. Il peut être primitif, évoluant per se, ou secondaire ; il s'agit dans ce cas de connaître l'affection primitive dont il dépend, par l'intermédiaire des symptômes morphologiques de celle-ci.

Ne considérant que la confusion mentale hallucinatoire seule, sans étudier son origine, il est facile de la distinguer de l'idiotie, de la débilité mentale. Il est un peu plus difficile de la diagnostiquer d'une démence précoce qui survient parfois au moment où la femme est en gestation; mais par un cortège de troubles physiques spéciaux il sera toujours impossible de la confondre avec la paralysie générale.

Ce sont surtout la mélancolie avec stupeur et la manie qui offrent le plus d'analogie et compliquent le diagnostic.

Dans la confusion mentale il n'y a pas d'idées mélancoliques caractéristiques, l'attitude, le langage, l'obstination de la malade ne sont pas les mêmes que dans la mélancolie avec stupeur dont les symptômes sont : une torpeur intellectuelle, une absence plus ou moins absolue d'idées, une abolition ou plutôt une entrave à l'exercice de la pensée, la paralysie pour ainsi dire des fonctions cérébrales. Au contraire, dans la confusion mentale, les facultés cérébrales ne sont point détruites, elles sont seulement modifiées ou amoindries par la direction du sentiment.

Si on étudie les symptômes de la manie, nous trouvons avec M. Seglas, une expression du visage toute différente, elle n'exprime pas l'égarement, l'étonnement; le regard est vif, expressif, brillant, le facies est animé, coloré, très mobile. La parole est rapide et précise, la voix forte, brève et accentuée. L'agitation motrice marche avec la loquacité et la surexcitation générale des facultés intellectuelles.

Maintenant, si nous savons la maladie primitive, il sera facile de diagnostiquer l'origine du délire. Si, au contraire, nous ne possédons que des indications vagues de convulsions, par exemple, pouvons-nous conclure de suite à un délire post-éclamptique. En un mot, le délire post-éclamptique revêt-il une allure spéciale.

Les manifestations psychiques liées à l'épilepsie ont souvent un caractère particulier de violence ou au contraire d'automatisme qui peuvent, outre les commémoratifs, mettre sur la voie du diagnostic.

Dans l'hystérie et l'hystéro-épilepsie, le délire équivalent ou consécutif à l'attaque se rapproche beaucoup comme morphologie, du délire alcoolique franc : la malade est comme dans un rêve, elle vit à part dans un monde imaginaire : ses gestes, ses attitudes sont en rapport avec son rêve, ce qui lui donne un extérieur un peu différent de la confuse, toujours désorientée, même quand elle a des hallucinations relativement cohérentes. Certainement ces deux genres de psychoses ont dû être souvent confondus avec la confusion hallucinatoire post-éclamptique, et c'est la raison pour laquelle jusqu'à présent on n'a pu donner une statistique exacte de la fréquence de la psychose post-éclamptique. Les manifestations aiguës de l'alcoolisme se produisant chez des femmes privées pour une raison quelconque de leur excitant habituel au moment de l'accouchement, sont les mêmes que celles de la confusion, d'où extrême difficulté, semble-t-il, à les différencier. Lasègue a décrit d'une façon remarquable ce rêve alcoolique d'où il est possible de tirer la malade par une interrogation impérieuse et autorisée. Nous avons vu les rapports étroits de ce rêve alcoolique et du rêve post-éclamptique en étudiant les diverses formes que présente le délire. Lorsque les manifestations alcooliques revêtent l'apparence du delirium tremens fébrile, les signes physiques suffisent pour éclairer le diagnostic de même que dans les maladies infectieuses et les méningites.

Le diagnostic du délire est donc simplifié depuis l'étude approfondie de la confusion mentale, c'est un délire d'auto-intoxication et on pourrait peut-être ajouter, renforcé de cause convulsivante, si grandes sont les analogies entre le delirium tremens, la folie hystérique ou épileptique, le délire post-éclamptique.

Nous ne pensons pas que la fréquence du délire post-éclamptique soit aussi considérable qu'on l'a prétendu. Si Olshausen, réunissant à la sienne toutes les statistiques antérieures, a trouvé sur un total de 515 éclamptiques, 31 cas de troubles psychiques consécutifs, soit 6 p. 100, c'est qu'il n'a pas tenu compte, puisqu'il les ignorait, des délires consécutifs à l'épilepsie, à l'hystérie que l'acte même de l'accouchement peut provoquer ou réveiller par son shock. Lallier donne une proportion de 5 p. 100; nous pensons nos pourcentage exagéré, et malgré nos matériaux restreints nous ne l'estimons guère exact que dans les proportions de 3 p. 100 à 3 1/2 p. 100. La femme éclamptique enfin peut aussi être sous le coup de l'infection puerpérale; il est difficile alors de diagnostiquer la cause du délire. Bien des délires résultant de l'infection ont dû être attribués aux accès d'éclampsie alors que la confusion mentale était encore englobée dans la folie puerpérale.

Les statistiques d'aliénistes ne peuvent avoir de valeur car le délire post-éclamptique étant très fugace, on est enclin, dans l'entourage de la malade, à tergiverser un peu si un mieux survient, la malade évite ainsi l'asile. Une statistique exacte ne pourrait être dressée que par un accoucheur qui, aux cas d'hôpital, joindrait ceux de sa clientèle, l'éclampsie étant une affection des femmes pauvres et surmenées principalement.

CHAPITRE VII

Pronostic.

Le pronostic de la confusion mentale post-éclamptique, à part les cas rares où elle se termine par la démence, est plutôt favorable. Nous n'avons pu trouver de faits signalant sa réapparition à la suite de nouveaux accouchements. Quelques observations allemandes sembleraient toutefois affirmer que, en dehors même de l'état puerpéral, nous ne voulons pas dire ici état infectieux, le délire hallucinatoire peut se montrer de nouveau. N'était-ce pas là simplement un délire épileptique ou hystérique provoqué au moment de l'accouchement et qui, pour une cause quelconque, évoluerait de nouveau?

La durée du délire est relativement brève : les guérisons survenues quatre, cinq et même seulement quelques heures après l'éclosion du rêve post-éclamptique ne sont pas exceptionnelles.

La durée du délire hallucinatoire varie ordinairement de trois à quatre semaines en moyenne pendant lesquelles les hallucinations et l'agitation décroissent simultanément après avoir atteint une acmé de quelques jours seulement.

Les hallucinations de la vue disparaissent les dernières.

Dans la guérison brusque, il est à remarquer que cette

guérison survient la plupart du temps après une période de sommeil profond pendant laquelle la malade semble dans un état demi-comateux.

Quand, au contraire, la psychose doit aboutir à la chronicité, on observe peu à peu le passage du délire hallucinatoire, en démence, en stupeur.

Les malades paraissent se calmer au bout d'une période prolongée, mais il survient de temps à autre de petits accès d'excitation laissant chaque fois les malades plus atones, plus indifférentes. Les unes se lamentent, pleurent sans cesse, les autres gardent un mutisme absolu, elles deviennent parfois de vraies automates qu'on doit nourrir à la sonde. Elles aboutissent au gâtisme et meurent dans le marasme. Cette forme chronique est excessivement rare.

Le pronostic est donc relativement bénin, le peu de durée du délire, sa guérison complète sans apparence de nouvelles rechutes font de la confusion mentale post-éclamptique un genre de psychose autrement favorable que la manie et surtout que la mélancolie.

Wille cite un cas particulier où la guérison que l'on pense avoir obtenue, n'est pas une guérison. Après une période fort longue de confusion chronique, la malade semblerait guérir, mais l'intégrité de l'intelligence est loin d'être parfaite.

Les femmes, sans être démentes, sont de simples enfants.

La mort peut aussi arriver soit dans le cours de la maladie, soit à la fin ; elle est causée la plupart du temps par une maladie intercurrente. Mais ces cas sont si rares qu'ils n'influent pour ainsi dire pas sur le pronostic habituellement heureux du délire post-éclamptique.

CHAPITRE VIII

Traitement.

Nous ne nous arrêterons pas sur le traitement préventif de la psychose. La diète lactée dont l'action est indéniable pour éviter l'éclampsie agit de la même façon pour écarter la psychose en produisant, ou tout au moins en favorisant, l'élimination de ce qui constitue l'auto-intoxication.

A quels traitements aurons-nous recours dans le délire post-éclamptique.

L'état physique comme l'état psychique nécessitent des soins spéciaux.

Aussi nous adressant d'abord à l'état physique de la malade, nous rejetons les saignées, les sangsues, les sétons, les exutoires. Ces moyens de provoquer une sécrétion dérivative, outre qu'ils affaiblissent la malade, semblent avoir dans le délire éclamptique la même influence que dans le délire épileptique qu'ils aggravent plutôt.

Nous alimenterons fortement la malade veillant au fonctionnement du tube digestif et n'oubliant pas que nous traitons une psychose d'intoxication, nous n'hésiterons pas à user des antiseptiques intestinaux, le benzo-naphtol, le naphtol par exemple.

Contre l'agitation, outre le repos au lit, les bains prolongés offrent une ressource précieuse. Si ceux-ci étaient cause d'affaiblissement, on aura recours au besoin à un peu de sulfonal, de trional, de valérianate d'ammoniaque; l'opium sera employé avec prudence. On ne devra jamais, et c'est une remarque très juste due à M. Séglas, donner les bromures alcalins qui augmentent la dépression intellectuelle et qui ont une mauvaise influence sur l'appareil de la digestion.

Mais ce traitement physique ne suffit pas il faut encore avoir recours au traitement moral. Nous empruntons les règles de ce traitement à Sauze.

Impossible à appliquer dans la période d'acuité du délire, il n'en est plus de même lorsque l'intelligence recommence à fonctionner : Il faut alors activer sans relâche les fonctions cérébrales, il faut fixer l'attention de la malade, lui parler, l'interroger, lui faire comprendre son état. Peu à peu on voit la malade sortir comme d'un sommeil prolongé. Alors on exerce sa mémoire, on lui fait faire un véritable exercice intellectuel, agissant comme avec l'enfant dont l'intelligence se développe petit à petit.

On doit chercher aussi à faire travailler un peu la femme. Cet exercice salutaire acheve le rétablissement de la santé physique, maintenant le sommeil et l'appétit; il donne en outre à l'esprit une préoccupation du meilleur effet.

Suivant cette méthode on verra chaque jour l'intelligence faire un progrès nouveau. L'attention de la malade se fixe, les autres facultés de l'entendement ne tardent pas à suivre la même voie de progrès : la mémoire recouvre sa puissance, l'apathie, l'inertie disparaissent en même temps que la conscience du moi revient.

Tout ce traitement moral doit être appliqué avec patience et prudence, sans brusquerie, sans fatigue pour le malade.

La plupart des cas de délire post-éclamptique se rencontrent ordinairement en clientèle de ville, aussi si on était sollicité par la famille pour fair placer la malade dans une maison de santé, ou à l'asile, à part le cas d'agitation extrême rendant la surveillance de la malade fort difficile, il faut la garder chez elle, au milieu de ses habitudes, où, lorsque le mieux reviendra, la femme familiarisée avec les personnes et les choses, ne sera pas désorientée, perdue, susceptible par cette désorientation même, d'une rechute.

Le traitement moral du reste consistant surtout à faire revenir les anciennes images mentales, la présence des parents et leur coopération dans le travail de reconstitution de la synthèse mentale, seront des adjuvants très efficaces.

Enfin si on considère la brièveté extrême du délire ou tout au moins de l'agitation, il faut autant que possible éviter pour la femme, pour son enfant, pour sa famille, cet internement qui plane toujours comme une tare.

OBSERVATIONS

Obs. I. — Bibergeil in Olshausen. Beitrag zu den Puerperalen psychosen, etc. *Zeitsch. f. Geburtsh und Gynæk.* Stuttgard, 1891, t. XXI, p. 371.

Psychose aiguë, 3 jours après les accès. Durée 1 jour. Guérison.

Obs. II. — Archibald Hall. *Eod. loco.*

Primipare, 21 ans. Éclampsie et manie durant l'accouchement. Manie suivant immédiatement la première attaque d'éclampsie. Au 6e jour, amélioration. Au 7e jour, issue fatale, mort par apoplexie, pas d'autopsie.

Obs. III. — Leubuscher. *Eod. loco.*

Éclampsie 8 jours après l'accouchement. Manie. Guérison de l'agitation en 2 jours. Toutefois, la psychose persistait encore avec pertede mémoire lorsque la malade mourut de dysenterie le 3e jour.

Obs. IV. — Groenser. *Eod. loco.*

6 attaques d'éclampsie après l'accouchement. Albuminurie. 8 jours après, symptômes maniaques nécessitant le transport de la malade dans un asile. Guérison rapide.

Obs. V. — Gregoric. *Eod. loco.*

4e grossesse. 7 attaques d'éclampsie. Psychose immédiate; mort 8 jours après.

Obs. VI. — Leubuscher. *Eod. loco.*

10 accouchements normaux. Au 6e jour de l'éclampsie, hallucinations très vives de la vue. Agitation et délire extrêmes. Mort 22 jours après d'une attaque subite.

Obs. VII. — Seydel. *Eod. loco.*

Primipare. 30 attaques d'éclampsie après l'accouchement. Mánie aiguë durant 8 jours. Guérison complète au bout de 14.

Obs. VIII. — Seydel. *Eod. loco.*

8 grossesses. Éclampsie 3 jours après la délivrance; 9 attaques. Torpeur durant 2 jours. Au 3e jour, agitation extrême qui dure 5 jours. Mort au 8e jour. Urines très albumineuses.

Obs. IX. — Carl Braun. *Eod. loco.*

Primipare, 20 ans. 11 accès d'éclampsie. Albuminurie intense. Accouchement normal. Pas de fièvre. Agitation, cris, incohérence. durant 3 jours. Guérison totale au bout de 12 jours.

Obs X. — Carl Braun. *Eod. loco.*

Éclampsie pendant l'accouchement. 22 attaques. Œdème. Torpeur durant 2 jours, puis durant 3 jours, folie maniaque. Pleurs, rires. Incohérence. Guérison.

Obs. XI. — Carl Braun. *Eod. loco.*

Primipare, 20 ans. 11 attaques durant sa grossesse se terminant par l'expulsion d'un fœtus de 8 mois, macéré. Albumine à flots. Durant le séjour au lit, manifestations maniaques tous les matins. Pas de température. Guérison au 13e jour.

Obs. XII. — Carl Braun. *Eod. loco.*

Primipare, 23 ans. 52 attaques d'éclampsie. Albumine. Au 4e jour, stupeur puis manie durant 5 jours. Guérison au bout de 11 jours.

Obs. XIII. — Carl Braun. *Eod. loco.*

Primipare, 20 ans. 20 attaques convulsives, dont 19 après l'accouchement. Manie puerpérale du 9e au 10e jour. Guérison de la manie au 20e jour.

Obs. XIV. — Ideler. *Eod. loco.*

4e grossesse. Éclampsie post-partum. Au 6e jour, folie puerpérale nécessitant le transport de la femme dans un asile. Guérison en 5 ou 6 semaines.

Obs. XV. — Pilat. *J. des sages-femmes*, Paris 1880, VIII, 26.

8 attaques d'éclampsie après l'expulsion d'un enfant vivant de 7 mois 1/2. Chloroformisation. Sangues. Manie légère après le coma consécutif aux attaques. Bromure de potassium. Guérison en 8 jours.

Obs. XVI. — Garcia Rijo. Th. Paris, 1879. *Manie puerpérale à la suite de fausse couche. 24 attaques d'éclampsie. Guérison.*

Aucun indice d'antécédents névropathiques. Enceinte de 5 mois 1/2. 20 mars. 24 attaques d'éclampsies. Pas de délire durant la grossesse. 23 mars. Diurèse abondante, excitation maniaque, propos incohérents, cris, chants, idées vagues de persécution, actes désordonnés, insomnie, on ne peut arriver à fixer l'attention de la malade. 2 avril. Urine encore albumineuse, la femme paraît plus éveillée. Durant la nuit elle voit la Sainte-Vierge et sa famille. Elle se souvient d'avoir été très agitée. Hallucinations auditives. Idées incohérentes. 4 avril. Idées délirantes. On lui fait voir des personnes qu'elle a vu autrefois. Elle entend un de ses cousins. Apyrexie, 8 avril. Pleurs, agitation, indifférence. Cris durant la nuit. Albumine en petite quantité dans les urines. 18 avril. L'albumine a disparu. Plus d'idées de persécution. 7 mai. Excitation passagère. Réticence dans le langage. 3 juillet. La malade s'occupe un peu. Moins de réticence. 23 juillet. La femme est encore un peu enfant, son caractère est fort variable, tantôt très douce et affable à l'excès, tantôt violente absolument comme une épileptique.

Obs. XVII. — Rebell (*Rev. méd. de Toulouse*, 1877), XI, p. 193.

Primipare, 20 ans. 5 accès d'éclampsie durant le travail. Délire succédant immédiatement au coma. Cris, chants, pleurs. La malade quitte sa chemise, veut sortir nue. Cet état dure 4 jours puis sommeil profond durant 24 heures, à la suite duquel elle se réveille guério.

Obs. XVIII. — Porak, in Lallier. Th. Paris, 1892 (résumée)
Éclampsie. Accouchement prématuré. Folie puerpérale.

N..., journalière, 33 ans, entre le 28 août 1890, à la maternité de Lariboisière (n° 900).

Antécédents inconnus. Première grossesse terminée prématurément.. Seconde grossesse à terme. Actuellement enceinte de sept mois. 9 attaques d'éclampsie durant le travail. Saignée de 400 gr. 10 gr. d'albumine par litre d'urine. 29 août. Accouchement. Enfant mort, pas d'hémorrhagie. Temp. 39. Pas de lochies fétides. Le soir, le délire maniaque apparaît. Cris aigus, violente agitation. 1er septembre. Agitation très grande qui disparaît bientôt.

La malade sort guérie de l'hôpital le 22 septembre.

Obs. XIX. — Paul Bar, in Lallier. Th. Paris, 1892 (résumée).
Éclampsie. Manie.

L..., journalière, primipare, entre le 28 avril 1888 à l'hôpital Tenon. Accouchement spontané d'un enfant mort pesant 1,700 gr.

Délivrance naturelle. Éclampsie durant le travail. Manie. Températures et lochies normales. Conduite le 15 mai à Sainte-Anne. Démence.

Obs. XX. — Pilat. *Bull. méd. du Nord*, Lille, 1879, XVIII, p. 380.

Multipare. Pas d'antécédents signalés. Albuminurie. Avortement. 14 attaques d'éclampsie. 4 jours après l'avortement, la malade veut se lever, agitation, délire, cris, hallucinations de la vue. Deux jours après, cessation du délire, un peu d'hébétude, puis guérison rapide.

Obs. XXI. — P. Bar, in Lallier. Th. Paris, 1892. *Éclampsie. Accouchement prématuré. Délire hallucinatoire de très courte durée se reproduisant deux jours de suite.*

Marie J..., 22 ans, cuisinière, enceinte de 8 mois, a 10 attaques d'éclampsie. Saignée entre le 31 octobre 1891, à 8 heures du soir, à l'hôpital Saint-Louis. Coma.

Un accès d'éclampsie à son arrivée. Lavement au chloral. Inhalation de chloroforme jusqu'à 11 heures du soir. A minuit accouchement d'un enfant mort. Délivrance naturelle.

Le 3 novembre dans la soirée, J... accuse tout à coup une série d'hallucinations. Elle prend sa nourrice pour sa tante, croit voir et entendre son mari faisant du bruit dans le fond de la salle. Elle l'interpelle même pour lui imposer silence. Elle croit entendre crier son enfant dans son ventre. Elle dit qu'elle va accoucher de 5 enfants et cependant elle ne présente ni agitation, ni tristesse.

Ces phénomènes psychiques durent trois quarts d'heure environ et se reproduisent encore une fois, le lendemain à peu près à la même heure. Suites de couches régulières, apyrétiques. Sortie le 15 novembre.

Obs. XXII. — Hilaire (de Rouen). *J. de médecine et chir. prat.*, Paris, 1834. *Sur un cas d'éclampsie suivie d'aliénation mentale.*

Primipare, 29 ans. Attaques d'éclampsie à 8 mois. 3 saignées.

Accouchement par le forceps. 24 heures après la cessation des convulsions, manie. Grande loquacité, injures, hallucinations visuelles et auditives. Perte de la mémoire. Enfantillages. Guérison au bout de 2 mois.

Obs. XXIII. — Dedichen. *Manie aiguë chez une primipare. Nork Mag. f. Lœgevidensk.* Christiania, 1890, 4 R. V. 35.

Primipare, 25 ans, à terme, présente 7 accès d'éclampsie durant sa grossesse ; 18 heures après, accouchement normal. La malade reste dans un profond état comateux qni persiste trois jours après l'accouchement. Puis après un faible retour à la lucidité, délire avec hallucinations, agitation, cris, chants, véritable excitation maniaque durant 14 jours. La malade guérie, a complètement oublié tout ce qui s'est passé à partir de son premier accès d'éclampsie.

Obs. XXIV. — Budin. *Obstétrique et gynécol.*, p. 517, 1896.

Primipare, 19 ans. Bons antécédents. Deux jours après, 14 attaques d'éclampsie, changement de caractère. La femme jette sur le plancher son vase de nuit, va uriner dans un coin de sa chambre. Court à travers les salles et refuse de manger. On la menace de la maintenir attachée dans son lit. Elle devient taciturne, les yeux constamment baissés. L'agitation a disparu.

Accouchement, 10 jours après les accès d'éclampsie à la suite duquel l'intelligence revient mais avec amnésie complète de tout ce qui s'est passé depuis les accès d'éclampsie.

Obs. XXV. — Fordyce Barker. *N.-York med. J.*, 1872.

Marie P..., 29 ans. Durée du travail 17 h. 50. Accouchement à terme d'un garçon, 2 attaques d'éclampsie le 8 octobre à Bellevue. Hospital Medical College.

13 octobre. Délire avec hallucinations auditives. Ses voisins parlent d'elle. Lochies normales, sécrétion urinaire abondante. Un peu d'albumine.

Le 14. Délire d'une violence extrême.

Le 15. Sommeil de quelques heures. Incohérence. Agitation moins vive.

Le 20. Malade plus calme. Tendance à pleurer. La femme répond aux questions. Enfantillage.

Le 21. Incohérence passagère. Demande son enfant, raconte que son mari l'a quittée il y a un mois avec une autre femme et que depuis elle a eu beaucoup de chagrin. La femme sort de l'hôpital entièrement guérie le 29 octobre.

Obs. XXVI. — Sydney Henson, 22 décembre 1849. *The Lancet*, I, p. 723. *Convulsions suivies de manie, accompagnée d'une perte totale de la parole durant l'accouchement.*

Primipare, 16 ans, à terme. Antécédents ignorés.

29 décembre. Entre à l'hôpital ressentant des douleurs depuis le matin. Accouchement normal, le soir.

1er janvier. Lochies normales, pas de fièvre. Convulsions durant 2 heures.

Le 2. Au matin, la malade qui a eu de l'insomnie durant toute la nuit, est entièrement délirante. Hallucinations visuelles qui la tiennent jusqu'au 5 janvier.

Le 5. La femme se plaint de douleurs très violentes sur la tête. Opium et morphine. Sommeil profond de 8 à 9 heures.

Le 7. La malade se réveille consciente. Elle ne se souvient pas plus des convulsions que de son accouchement. Elle dit au docteur : « Vous êtes un méchant » et récite la 1/2 de l'alphabet. Guérison rapide. Cette femme était une nerveuse dans son enfance.

Obs. XXVII. Parant. *Annales médico-psychologiques*. Paris, 1888, 7 s. VIII, p. 62.

Primipare, 20 ans, hystérique, eut de nombreux accès d'éclampsie avant et après l'accouchement. La malade semblait guérie ; la diurèse était obtenue quand deux jours après le dernier accès, apparut un état d'excitation maniaque, tel que la malade dut être envoyée dans une maison de santé.

Bulletin d'entrée. — Agitation maniaque très vive, idées vagues de persécution ; on lui a volé son enfant, on l'a fait avorter, on veut l'empoisonner.

Cinq jours après l'éclosion du délire, il y eut deux nouvelles attaques convulsives. L'agitation fut accrue puis se modéra.

Le 12e jour, le délire avait complètement disparu, il restait seul un peu d'incohérence dans les idées et un léger état dépressif. Mort subite vingt jours après le début de la psychose, d'embolie pulmonaire.

Obs. XXVIII. Fraser. *Glascow med. Journ.*, 1885, 4 s. XXIV, p. 369.

Multipare, 23 ans, antécédents héréditaires nuls ; la femme eut au moment de la délivrance des convulsions éclamptiques à la suite desquelles survint une forte excitation maniaque. Hallucinations, tendances au suicide. « Elle était très désorientée dans ses paroles et ses actes. »

Urines albumineuses.

Folie durant 12 jours puis guérison après quelques jours d'une sorte d'hébétude.

Obs. XXIX. — Cortyl. Thèse Paris, 1882.

W..., 37 ans, ménagère, entre le 23 avril 1872 à l'asile de Bailleul.

Antécédents héréditaires. — Nuls.

Antécédents personnels. — Depuis l'âge de 8 ans attaques épileptiformes à la suite d'une peur. Ces attaques furent suivies de troubles mentaux assez longs. En 1868. Accouchement normal, sans éclampsie mais accès de manie consécutif.

En 1872. 4 jours après l'accouchement, 2 accès d'éclampsie, délire maniaque consécutif caractérisé par de l'incohérence dans les actes et les paroles. Agitation violente durant 5 à 6 jours. Guérison au bout de 17 jours.

Obs. XXX. — Francis Carey. *Dublin Med. Press.*, 1839, II, 306.
Convulsions et Manie.

Johanna B..., 36 ans, accouche le 27 octobre 1838, au soir. Aussitôt après son accouchement, accès d'éclampsie durant toute la nuit. Hémorrhagie assez abondante par morsure de la langue.

Coma persistant jusqu'au milieu de la nuit du 28 octobre. La seconde partie de cette nuit est calme. Urines abondantes. Regard particulier « sauvage ». Babillage.

Le 29. Même état.

Le 30. On demande à la malade comment elle se trouve; « très bien, répond-elle », puis continue à dire des enfantillages.

Le 31. Nuit agitée. Urines abondantes.

1er novembre. Léger sommeil durant la nuit.

Le 2. Nuit très agitée. Insomnie. On doit maintenir la malade dans son lit. Incohérence depuis minuit. Elle veut se lever sans cesse, se découvre, s'inquiète de ses enfants, de ses affaires domestiques, voit des fleurs, des oiseaux au-dessus d'une glace.

Le 3. Insomnie. Vocifération. La femme se croit sainte. 3 personnes ne peuvent la maintenir dans son lit. Elle parcourt la chambre en criant.

Le 4. Incohérence moins grande, moins d'agitation, la femme crie contre des personnes qu'elle voit voulant voler ses enfants.

Le 5. Amélioration. Sommeil léger.

Le 6. Repos durant toute la nuit.

Le 7. La malade va très bien. Elle ne peut s'expliquer les morsures de la langue. Amnésie complète.

Le 18. Guérison complète.

Le mari dit que sa femme, au début de sa grossesse, avait eu peur de bohémiens errants et qu'à la suite de cette frayeur son caractère était devenu fort nerveux et bizarre.

Obs. XXXI. — Ed. W. Adrien. *Med. Press. and Circ.*, Dublin, 1868, n s. III, 4. *Pas de convulsions durant le travail. Crâniotomie. Manie Guérison.*

Primipare, 40 ans, institutrice. Antécédents inconnus.

2 décembre à 10 heures du matin, un accès d'éclampsie. Craniotomie pratiquée aussitôt. La malade reprend connaissance, à minuit. Nouvelle attaque, pas de sangues ; à 12 heures et demie, la malade redevient consciente mais reste hébétée jusqu'à 2 heures. A ce moment 2 fortes attaques subintrantes puis attaques se suivant toutes les demi-heures jusqu'à 3 heures le lendemain soir.

Le 5. Urines abondantes. Nuit agitée, la malade ne veut pas rester dans son lit. Teinte subictérique de la conjonctive. La femme ne reconnaît personne.

Le 6. Hallucinations de la vue, de l'ouïe. Agitation très vive, surtout le soir. La femme doit être fixée dans son lit.

Le 7. Sommeil durant 8 heures. A la suite duquel, calme profond, hébétude mais guérison progressive obtenue au bout de 21 jours.

Obs. XXXII. — Atthill. *Dublin Quaterly J. of M. Sc.*, 1858, XXVI, 221.

Multipare, 25 ans, nerveux et extravagante. Une attaque hystériforme après son accouchement. Rétablissement. Deux jours après, nuit calme mais insomnie. Au matin, délire et agitation subits avec hallucinations : bêtes dans son lit, etc., etc. Gestes désordonnés. La malade déchire ses draps pour chasser les animaux qu'elle voit courir dessus.

Nuit suivante calme. 3 heures de sommeil. Amélioration progressive ; au bout de huit jours, guérison.

La femme était alcoolique.

Obs. XXXIII (inédite). — *Registres de la Maison nationale de Charenton.*

G..., 31 ans, primipare, atteinte depuis deux mois de confusion mentale hallucinatoire à la suite d'accès d'éclampsie (12) survenus après son accouchement. Délire caractérisé par agitation extrême, cris, chants, incohérences, loquacité et insomnie persistantes. Hallucinations de la vue et de l'ouïe. La malade voit des nègres qui veulent l'enlever.

Sortie guérie 67 jours après l'éclosion du délire.

Obs. XXXIV (inédite). — *Ibidem.*

Eug. L..., 17 mai 189... Secondipare névropathe. Convulsions étant jeune. Atteinte de délire caractérisé par des idées de persécution, hallucinations de la vue, de l'ouïe, idées confuses, crainte, frayeur, dépression intellectuelle. La malade se lève subitement la nuit pour se sauver. Insomnie habituelle. Crainte d'être empoisonnée. Refus de boire et de manger. Délire survenu à la suite de 4 accès d'éclampsie, deux jours après le dernier accès

L'état de la malade s'aggrave jusqu'au 28 novembre, passant peu à peu à l'état de démence, et le 13 décembre la malade entre à Sainte-Anne en démence complète.

Obs. XXXV (inédite). — *Ibidem.*

A..., 36 ans, primipare, épileptique déjà traitée. Un accès d'éclampsie au huitième mois de sa grossesse. Accouchement au forceps, coma consécutif prolongé. Amélioration complète au bout de trois jours.

Le quatrième jour la malade se lève subitement de son lit, entendant quelqu'un l'insulter et voyant des diables rouges qui veulent lui couper les cheveux. Agitation très grande. Essaie de se jeter par la fenêtre. Insomnie. Incohérence des idées, actes violents.

Guérison totale au bout de 67 jours.

Depuis, deux accouchements sans accidents nerveux. Toutefois les attaques d'épilepsie sont devenues plus fréquentes depuis le premier accouchement.

Obs. XXXVI (personnelle).

Secondipare, 30 ans. *Antécédents héréditaires :* Mère nerveuse ayant eu des convulsions au moment de la naissance de la malade.

Antécédents personnels. — Soignée déjà deux fois à Charenton, étant jeune fille, pour délire maniaque.

Première grossesse. Accouchement normal et suites de couches excellentes. Fille. Pas de délire.

Deuxième grossesse. Rien de particulier jusqu'au moment de l'accouchement : trois accès d'éclampsie durant le travail, cinq autres très violents après l'accouchement. Coma consécutif durant quatorze heures — quarante-neuf heures après le dernier accès, la malade s'écrie tout à coup qu'elle est la Sainte-Vierge. Elle se met à chanter et à parler avec une loquacité incroyable. Les mots sont placés les uns à la suite des autres entrecoupés de oui et de non, sans autre liaison que les consonnances. Agitation, mouvements désordonnés dans le lit, au point de rompre les entraves qu'on a dû lui mettre. Urines abondantes avec léger nuage d'albumine.

17 janvier. Entrée à la Maison Nationale, la malade a été très agitée toute la nuit, soif très vive. La femme pense ne pas avoir encore accouché. Son lit est couvert de punaises, elle les voit courir et se changer en mouches. Lochies normales. Herpès aux lèvres. Pas de température.

Le 18. Nuit très agitée. Urines abondantes, léger trouble dans les urines. On obtient un peu de calme par l'application de compresses d'eau froide sur la tête.

Le 19. La malade reconnaît le médecin et l'appelle par son nom. Elle se plaint à lui de grimaces que certaines personnes lui font. Ces personnes lorsqu'elle ne les voit plus, sont néanmoins présentes car elle les entend parler d'elle. Mouvements continuels dans le lit.

Le 20. Nuit plus calme. Quatre heures de sommeil obtenu par 1 gr. 50 de sulfonal.

Le 21. La malade va mieux, elle est comme un enfant, voulant une poupée, riant pour rien, pleurant de même. Sommeil de sept heures. Incohérence passagère.

Le 22. La malade ne se souvient de rien elle reconnaît la maison et demande à en sortir le plus vite possible.

Le 23. La malade demande après son enfant et s'occupe un peu.

Dix-sept jours après l'éclosion du délire, la malade sort guérie, l'aspect un peu hébété et un peu enfant.

Obs. XXXVII. — M. Paul Bar (résumée). — *Albuminurie. Éclampsie. Accouchement prématuré. Manie ayant débuté pendant la polyurie.* In Lallier, thèse citée.

M..., 27 ans, journalière, entre le 27 octobre 1888 à l'hôpital Tenon, salle Baudelocque, n° 8.

Troisième grossesse. Céphalées au début et vomissements. Nuages devant les yeux. Œdème des jambes, de la face. Grossesse de sept mois 7 gr. d'albumine, 250 gr. d'urine, accès d'éclampsie à 11 h. et demie, second à 1 h. 20, troisième à 2 h. et demie. Chloral en lavements. Inhalation de chloroforme. A 8 heures la connaissance revient. Un peu d'agitation. Température normale 26 octobre, 2 h. et demie matin, quatrième accès d'éclampsie. Malade somnolente. Céphalée. Urine 250 gr. Chloroforme de 10 heures du matin à 5 heures du soir. Accouchement et délivrance à 5 h. et demie.

Le 27-28. État satisfaisant.

Le 29. Trois accès d'éclampsie le soir. Urine 3,000 gr. Urée 11 gr. par litre.

Le 30. 2,250 gr. d'urine. Urée 10 gr. par litre.

Le 31. Regard vague égaré. Urines 1,750.

1er novembre. Malade incohérente, veut se lever, sort de la salle. Elle voit, des bêtes courir sur son lit, des personnes qui se querellent ou l'ennuient. Agitation très vive durant la nuit. Lait deux litres. Urines 1,000.

Le 2. Urines 750. Urée 21 gr. Lait six litres. Divague toute la nuit. Agitation avec délire. Quatre lavements froids de 250 gr. et de 4 gr. de chloral, calment un peu.

Le 3. Agitation durant la nuit. Plus calme dans la journée. Bain de 1 h. et demie.

Le 4. Délire moindre. Hébétude.

Le 7. L'hébétude disparaît. Légère torpeur intellectuelle.

Le 17. La malade quitte l'hôpital, bien guérie.

Obs. XXXVIII (inédite). — (Due à l'obligeance de M. le Dr Bouffe de Saint-Blaise, chef de clinique de M. le professeur Pinard.)

Femme M..., IIIpare, entre le 20 février 1896 à la clinique Baudelocque.

Une fausse couche de cinq mois, fœtus mort. Albumine ; au cours du post-partum, huit accès convulsifs.

Antécédents personnels. 1890 Mai. Fausse couche de quatre mois. Violents accès convulsifs à la suite desquels cette femme aurait eu des troubles dans la sensibilité du bras gauche. Le sens du toucher de cette main est aboli.

Entre dans le service au sixième mois de sa grossesse.

Cette femme ne fait que son ménage.

Depuis le 23 novembre 1895 elle suivait le régime lacté partiel. A ce moment son médecin aurait constaté une notable quantité d'albumine.

Depuis dix jours, elle ne sent plus de mouvements actifs. Température normale.

Albumine en grande quantité, œdème généralisé accusé surtout aux paupières et aux grandes lèvres des organes génitaux.

Le 20 février. La femme entre dans le service sous la recommandation d'un docteur de la ville. Elle présente tout le cortège d'une auto-intoxication grave.

Œdème généralisé, face bouffie, organes génitaux déformés et transparents, douleurs épigastriques. Pas encore d'accès d'éclampsie. La femme a toute sa présence d'esprit.

Dès son entrée à la Clinique, régime lacté absolu.

Chambre chaude. Lait, enrobement de flanelle.

Le 21.	Urines 2 litres.	Albumine 7 gr.
Le 22.	— 1 litre et demi.	— 4 gr.
Le 23.	Urines ne peuvent être recueillies.	— 2 gr. 1/2
Le 24.	— 2 litres.	— 2 gr. 1/2.
Le 25.	— 500 gr.	— 2 gr. 75.
Le 26.	— —	— —

Cette femme entre alors dans la salle de travail avec une dilatation grande comme une paume de main. Membranes intactes. Présentation du siège. Enfant macéré. M. Wallich en fait l'extraction. Aussitôt après, un accès d'éclampsie. Chloroforme. Peu de temps après la femme reprend connaissance

Le 27. Cette femme n'a pas de délire mais elle déraisonne et voit des fleurs partout; dans la nuit du 28 au 29, hallucinations visuelles; elle voit des hommes qui veulent l'assassiner; cris perçants; elle veut se lever pour se soustraire aux menaces et insultes qu'elle entend.

1er mars. Dans la soirée, on doit lui mettre la camisole de force; trois hommes ne peuvent la maintenir dans son lit. Dans les vingt-quatre heures pilules d'opium qui ne la calment pas.

Dans la nuit 4 gr. de chloral, elle dort un peu après l'absorption.

Le 2. M. le professeur Brissaud l'interroge, elle donne des renseignements inexacts sur son passé, elle divague et dit des incohérences aussitôt que les interrogations ne concernent plus le passé.

Dans la journée elle est plus calme. Idées plus nettes, mais elle se plaint d'un violent mal de tête et reste constamment assoupie. Sulfonal.

Le 3. La malade a complètement recouvré son intelligence, elle demande à être transportée dans la chambre qu'elle occupait primitivement. L'albumine a diminué.

Le 9. Albumine, 1 gr. et demi.

La malade sort guérie, le 29 mars 1896.

Albumine en très petite quantité.

Obs. XXXIX (inédite). — (Due à l'obligeance de M. Bouffe de Saint-Blaise.)

Femme amenée à la clinique Baudelocque ayant eu, dit-on, des accès éclamptiques. Légère quantité d'albumine dans les urines. Forceps. Délivrance artificielle.

Entre à la clinique le 17 février 1896.

Antécédents nerveux. — IIIpare. Sans profession. Amenée par les Ambulances urbaines. D'après les renseignements recueillis, elle aurait eu le 17 février, vers 10 heures du matin, un premier accès renouvelé 7 fois. Un médecin et une sage-femme firent le diagnostic d'attaques d'éclampsie et demandent le transport à la clinique Baudelocque, à 4 heures et demie du soir.

Il y a trois ans, cette femme aurait eu, à l'état de vacuité, des accès nerveux avec perte de connaissance durant deux à trois heures. Dans son entourage, depuis cinq mois, l'on remarque que son intelligence s'affaiblit et un tic nerveux de la face.

Depuis son entrée, aucun accès, sinon une grande agitation. Albumine, 1 gramme. Maintenue sous le chloroforme, on lui administre un lavement purgatif. Son visage se contracte, le muscle orbiculaire des paupières forme un rictus presque constant. On cesse le chloroforme. La malade essaie de se lever et pousse de grands cris, ses yeux sont hagards, elle ne reconnaît personne.

Le 18. La malade semble être calme mais les contractions de la face continuent. Elle répond assez bien aux questions qu'on lui pose, elle ne s'agite plus. Elle boit du lait avec du chloral.

Le 20. État de prostration très grande, ne reconnaît personne.

M. le professeur Pinard n'accepte le diagnostic d'éclampsie qu'avec les plus grandes réserves en raison des deux poussées antérieures, de l'absence d'albumine dans les urines le lendemain de son entrée, de l'absence de morsure de la langue et d'œdème.

Accouchement par le forceps d'un enfant mort. Délivrance artificielle. Injection intra-utérine. Temp. 37°,5. Pulsations, 112.

Le 21. Traces d'albumine. Urines, 1 litre et demi.

Le 22. — Urines, 500 grammes.

Le 23. Injection intra-utérine.

Le 24. —

Le 25. —

Le 26. Albumine, 25 centigrammes. Urines, 2 litres.

Renseignements du mari. — En octobre 1895, cette femme disparaît de son ménage pendant trois semaines ; le mari dit ne jamais avoir su ce qu'elle était devenue alors, lui-même travaillant à la campagne. Elle-même ne se souvient de rien. Quelques jours après, elle aurait donné trois coups de couteau à un de ses enfants âgé de 3 ans et demi. Un autre plus jeune serait mort à la suite de mauvais traitements.

Depuis son accouchement, cette femme est inconsciente, à chaque instant, elle a des accès de mélancolie.

Malgré les observations qui lui sont faites, le mari enlève sa femme de la Clinique.

REMARQUES TIRÉES DES OBSERVATIONS

Sur 39 observations que nous avons réunies nous trouvons :

Femmes primipares, 16.

— multipares, 10.

— dont le nombre de grossesses n'est pas indiqué, 13.

Les primipares sembleraient donc être plus spécialement atteintes, ce qui provient de ce qu'elles sont aussi plus prédisposées à l'éclampsie.

Pour l'âge :

1 femme de 16 ans.

12 femmes de 19 à 25 ans.

2 femmes de 25 à 30 ans.

7 ayant dépassé 30 ans : l'une même de 40 ans est primipare. Ce serait donc de 20 à 25 ans que l'éclampsie est suivie le plus souvent de délire. C'est l'âge où la femme se marie ordinairement et conçoit pour la première fois.

Pour la profession, nous ne la trouvons indiquée que dans neuf observations : 6 journalières, 1 institutrice, 1 couturière ; professions plutôt pénibles qui certainement ne sont pas sans influence sur l'éclosion sinon du délire et de l'éclampsie, du moins sur une production plus grande de produits d'auto-intoxication.

Il serait intéressant de noter cette question de profession.

A quel moment de la grossesse, du travail, de l'accouchement ou du post-partum, ont apparu les accès d'éclampsie. Nous trouvons le fait noté 32 fois, dont :

1° Pendant la grossesse :

1 fois à 5 mois (obs. XXXVIII) ;

1 fois à 5 mois 1/2 (obs. XVI) ;

2 fois à 7 mois (obs. XVIII, XXXVII);

4 fois à 8 mois (obs. XI, XXII, XXIII, XXXV);

2° Pendant le travail onze fois (obs. XIII, XVII, XIX, XXI, XXII, XXIII, XXVII, XXXI, XXXVI, XXXVII, XXXIX);

3° Pendant l'accouchement deux fois (obs. II, X);

4° Après l'accouchement, 18 fois (obs. III, IV, VII, VIII, XI, XIII, XIV, VX, XXIII, XXIV, XXVII, XXVIII, XXIX, XXX, XXXIII, XXXVI, XXXVIII).

Dans ce dernier groupe sont compris des cas où les accès d'éclampsie ont débuté avant l'accouchement, c'est-à-dire pendant le travail et il ressort de là que l'éclampsie apparaissant ordinairement au début du travail (dont souvent elle est cause) sera aussi à ce moment plus souvent suivie de délires. Tout autre est la question du moment où apparaît le délire proprement dit. Nous voyons plus rarement la psychose suivre immédiatement le coma : en général le délire apparaît plus tardivement et les observations qui indiquent seulement par un « après » le moment d'éclosion du délire, ne veulent pas indiquer une succession immédiate de celui-ci au coma.

Six observations spécifient cette succession immédiate du délire au coma (obs. II, V, XV, XVII, XXVIII, XXIX). Puis nous voyons le délire apparaître deux fois au bout des vingt-quatre heures (obs. XVIII, XXII); au bout de deux jours, 7 fois (obs. XXIV, XXVII, XXX, XXXI, XXXIV, XXXVI, XXXVII); au bout de trois jours, 6 fois (obs. I, VIII, X, XVI, XXIII, XXXIX; au bout de quatre jours, 4 fois (obs. XII, XX, XXI, XXXV). Après ce laps de temps, de 6 à 10 jours, cinq fois (obs. VI, XIII, XIV, XXV, XXXVIII).

La date oscille donc entre le deuxième et le quatrième jour. Les cas où le délire a tardé, 6, 9 et 10 jours à apparaître doivent être considérés comme aussi peu fréquents que ceux succédant immédiatement au coma.

La durée du délire varie relativement peu, et à part quelques cas isolés aboutissant à la démence (obs. XIX, XX, XIV), nous la voyons plutôt brève.

Dans les trois premières semaines, 17 fois la guérison apparaît (obs. I, VII, IX, X, XI, XII, XV, XVII, XXIII, XXIV, XXV, XXVII, XXIX, XXXII, XXXVI, XXXVII, XXXVIII).

En moyenne on peut évaluer à environ 20 ou 25 jours la durée maxima ordinaire de la psychose. Quelques issues fatales se sont produites, mais par le fait de maladies intercurrentes.

Si nous recherchons ce qui est signalé dans les observations au sujet des antécédents névropathiques des femmes délirantes, nous ne trouvons que dix observations comportant cette remarque. Dans deux observations les antécédents sont nuls (XXIV, XXVIII). Dans deux autres les femmes étaient nerveuses (obs. XXVI), nerveuse et extravagante (obs. XXXII). L'épilepsie est signalée deux fois (obs. XXIX, XXXIV). L'observation XXX cite un cas de peur au début de la grossesse ayant causé un éréthisme nerveux très grand. L'observation XXXIV cite une nerveuse ayant eu des convulsions étant jeune ; l'observation XXXVI, une femme dont la mère était nerveuse, avait eu de l'éclampsie et qui, elle-même, avant son mariage avait été soignée dans une maison de santé pour délire maniaque.

Cette question de l'hérédité et de la prédisposition acquise n'a pas occupé assez les observateurs et n'ayant que six cas bien notés, il nous est difficile de tirer des déductions formelles.

Pour terminer nous avons recherché le nombre des accès éclamptiques étant survenus chez les délirantes. Ils varient de deux (obs. XXV) à 52 (obs. XII), sans influer en quoi que ce soit ni sur la forme, l'acuité et la durée du délire ni sur son éclosion native ou non.

Enfin quels que soient les noms donnés aux diverses manifestations psychiques, suivant les accès d'éclampsie, manie aiguë, manie puerpérale, etc., etc., il est facile dans toutes les observations d'y voir la description à traits généraux communs d'un délire à forme spéciale la confusion mentale hallucinatoire avec ses divers degrés d'acuité.

CONCLUSIONS

I. — Il existe, sans que l'infection entre en jeu, un délire consécutif aux accès d'éclampsie puerpérale ; ce délire a la même genèse que les accès : tous deux sont le résultat d'une auto-intoxication.

II. — Cette auto-intoxication encore inconnue en ses agents, révélée seulement par les faits, ne laisse toutefois aucune lésion anatomo-pathologique pouvant expliquer l'évolution d'un délire.

III. — L'hérédité, sans action sur la forme de la psychose, joue un rôle indéniable dans son apparition à la suite des accès d'éclampsie.

IV. — Le délire présente la forme habituelle des délires d'intoxication ; il n'est autre que la confusion mentale hallucinatoire. Il présente divers degrés d'intensité : on a pu le comparer parfois à un rêve ; il peut aboutir à la démence surtout dans les cas de prédisposition héréditaire.

V. — Le pronostic, à part ce dernier cas, est habituellement favorable, la durée du délire variant de quelques heures à environ un mois au maximum.

VI. — On ne saurait dire exactement dans quelle proportion rentrent les délires post-éclamptiques, dans les folies puerpérales ni dans quelle proportion survient cette psychose dans les éclamptiques.

VII.—On a confondu souvent les délires épileptiques et hystériques, des délires d'infection, des délires alcooliques, avec ce délire post-éclamptique, d'où il résulte que la plupart des statistiques publiées jusqu'à ce jour, sont entachées d'erreur.

VIII. — Au point de vue médico-légal, la femme atteinte de confusion mentale est une irresponsable. Elle est minus habens.

IX. — Il existe comme pour l'accès éclamptique lui-même un traitement préventif : la diète lactée et le repos absolu. Le traitement de la psychose est celui des délires d'intoxication et de la confusion mentale en général : faciliter l'élimination des agents d'intoxication, soutenir le physique et refaire patiemment l'éducation de l'intelligence.

BIBLIOGRAPHIE

I. — Bibliographie française.

Baillarger. — *Rech. sur les maladies mentales*, t. I, 1890, p. 85.

Ball. — De la folie puerp. *Trib. Méd.* Paris, 1882.

Berthier. — Consid. sur un cas de stupidité. *Journ. de méd. ment.*, t. IX, 1860, p. 10.

Bonifas. — Eclampsie. Acc. abandonné à la nature. Manie puerpérale: Guérison. *Gaz. des Hôp.* Paris, 1860, XXXIII, 446.

Bottentuit. — De la manie des nouvelles accouchées. *Un. méd.* Paris, 1874, 3e s., XVII, 442.

Boudrie. — *Études sur les causes de la folie puerpérale.* Th. Paris, 1878.

Bouffe de Saint-Blaise. — *Lésions anatomiques que l'on trouve dans l'éclampsie puerpérale.* Th. de Paris, 1891.

Calmeil. — Art. Démence. *Dict. de méd.*, t. X, 1835.

Chabanon. — *Et. sur la folie puerpérale.* Th. Montpellier, 79.

Charpentier. — De la confusion mentale. *Rev. générale de clin. et de thér.*, 1892, no 35.

Chaslin. — *De la confusion mentale*, 1895.

Cortyl. — *Étud. sur la folie puerpérale.* Th. Paris, 1877.

Dagonet. — *Nouv. traité des maladies mentales*, 1876.

Delasiauve. — Du diagnostic différentiel de la lypémanie. *Ann. méd. psych.*, t. III, 1851, p. 380.

Esquirol. — *An. méd. chir. des Hôp. de Paris*, 1819, I, 600.

Etoc-Demazin. — *De la stupidité considérée chez les aliénés*, 1833.

Ferrus. — Cours sur les maladies mentales. *Gaz. des Hôp.*, 1838, 600.

Fritz. — *Quelques considérations sur la pathogénie de l'éclampsie et ses rapports avec la manie puerpérale.* Th. Strasbourg, 1870.

Garcia Rijo. — *Contrib. à l'étude de la folie puerpérale.* Th. Paris, 1879.

Georget. — *De la folie*, 1820.

De Gorski (Mme). — *Consid. sur la folie puerpérale et sur sa nature.* Th. Paris, 1888.

Hannion. — *De la confusion mentale.* Th. Paris, 1894.

Haury. — *Contrib. à l'etude des neuro-cérébrites toxiques.* Th. de Lyon, 1894.

Hilaire. — Observation sur un cas d'éclampsie suivie d'aliénation mentale. *J. de méd. et chir. prat.* Paris, 1834, v, 551.

Hubert. — *De la folie puerpérale.* Th. Paris, 1864.

Humblot. — Démence simple primitive. *Gaz. des Hôp.*, 1872, t. XLV, p. 63.

Lallier. — *De la folie puerpérale dans ses rapports avec l'éclampsie et les accidents infectieux, suites de couches.* Th. Paris, 1892.

Legrain. — Comm. *Sem. méd.*, 1893, nº 47, p. 370.

Léonard. — Eclampsie sans albuminurie. Manie puerpérale. *Bull. Soc. clin. de Paris*, 1886-1887, X, 159, et *France méd.* Paris, 1886, II, 1770; *Courrier Méd.* Paris, 1887, XXXVII, 133.

Leurent. — De la physionomie chez les aliénés. *Ann. méd. Psych.*, nº 3, t. I, 1863, p. 378.

Marcé. — *Traité de la folie des femmes enceintes*, etc., Paris, 1858.

Martin (P.-L.-J.). — *Consid. sur la folie puerpérale.* Th. Paris, 1892.

Martin (M.-G.-L.) — *Étude sur la folie puerpérale.* Th. Lille, 1880.

Morel. — *Trait. des malad. ment.*, 1860.

Motet. — *Manie puerpérale.* Paris, 1859, VII, 52.

Paraut. — La folie puerpérale, sa nature, ses origines, etc. *Ann. méd. Psych.* Paris, 1888, 7e s., VIII, 62.

Peter. — Sur la manie puerpérale. *Franc. méd.* Paris, 1875, XXII, 481.

Pilat. — Eclampsie après l'acc.; manie puerpérale légère, etc., *Bull. méd. du Nord.* Lille, 1879, XVIII, 380.

Pinel (Sc.). — *Traité de path. cérébrale*, 1844, p. 228.

Pinel. — *Traité méd. Phil. sur l'aliénation mentale*, 2e éd., 1809.

Régis. — *Manuel pratiq. de méd. ment.*, 1892.

Reibel. — *De la folie puerpérale.* Th. Paris, 1876.

Renaudin. — *Rapp. sur l'Asile de Faims*, 1846, p. 78.

Ribell. — Des folies puerpérales. *Rev. méd. Toulouse*, 1877, XI, 193.

Rocher. — *Et. sur la folie puerpérale.* Th. Paris, 1876.

Rosenthal. — Éclampsie, manie, endométrite puerpérale. *Gaz. Lek. Warszawa*, 1870, VIII, 561.

Sales Girons. — *Rev. méd. franç. et étrang. de J. B. Cayol*, 1853, t. I, p. 464.

Sauze. — *De la stupidité.* Th. Paris, 1852.

Séglas (J.). — Des auto-intoxications des maladies mentales. *Arch. gén. de méd.*, novembre 1893.

Selade. — Observation d'un acc. laborieux suivi de manie puerpérale. *Ann. Soc. de méd de Gand*, 1843, XII, 119.

Thorre et **Aubanel.** — *Recherches statistiques sur l'aliénation.*

Toulouze. — Confusion mentale. *Gaz. des Hôp.*, 30 mai 1893; *Trib. méd.*, 1893, nº 35.

Touzé. — *De l'aliénation des facultés intellectuelles pendant l'état puerpéral, considérée au point de vue médico-légal*. Th. Paris, 1835.

Weill. — *De la folie puerpérale*. Th. Strasbourg, 1851.

II. — **Bibliographie anglaise.**

Adrien. — Case of convulsions during labor ; Craniotomy terminaling in puerperal mania. Recovery. *Med. Press. and circ.* Dublin, 1868.

Atthill. — Case of puerperal mania. *Dublin Quaterly Journ. of med. Sciences*, 1858, t. 26, p. 221.

Bell. — *Transylv. J. M.* Lexington, 1883, VI, 182.

Blake. — On the causes and treatment of puerperal mania. *Lond. med. and chir.*, 1830, IV, 225.

Bowers. — Puerperal insanity. *Nortw. Lancet*, Saint-Paul, 1888, VIII, 32-43.

Bradfield. — Puerperal eclampsia, puerperal mania. *Tr. M. ass. Alabama*, Montgomerry, 1875, 138.

Burnek. — Eclampsia puerperal mania ; autopsy. *Med. and Surg. Reporter*, Philad., 1867, XVII, 463.

Carey. — Puerperal convulsions and mania, *Dublin med. Press.*, 1839, II, 306.

Carlin. — Insanity in pregnancy. *Denver. Med. Times*, 1883-1884, III, 225.

Churchill. — On mental desorders of pregnancy and chilbed. *An. J. Ins.*, Utica, N. Y., 1850-1852, VII, 297.

Conolly. — Acute confusional. *Dubl. Journ. of med. Sc.*, 1890, t. p. 506.

Crickton Browne. — Acute dementia. *West Riding lun. asylum reports*, 1874, IV, 265.

Crippen. — Insanity in pregnancy. *Homœpat. J. Obst.*, N. Y., 1888, X, 337, 592, 1889, XI, 35, 177, 355.

Dickson. — A contribution to the study of the so called puerperal insanity. *Journ. med. sc.* Lond., 1870-1871, XVI.

Donkin. — On the pathological relation between albuminuria and puerperal mania. *Edinb. med. Journ.*, 1861, VIII, 994.

Gill. — A curious complication of puerperal eclampsia unconsciousness during 48 hours. Recovery. *Lancet*, Lond., 1889, I, 783.

Griffith. — A case of puerperal mania and convulsions. *Med. press. and circ.* Lond., 1877, XXIII, 124.

Hayes Newington. — Some observ. of diff. forms of stupor, etc. *J. of ment. sc.*, 1873, p. 372.

Heany. — Puerperal convulsions followed by mania. *Dub. hosp. Gaz.*, 1857, n. s., IV, 58.

Henson. — Convulsions, followed by mania and accompaned with entire loss of speech during pregnancy. *Lancet*, Lond., 1850, III, 113.

Hirst. — 6 cases of puerp. insanity. *Journ. of med. Ass.* Chicago, 1889, XII, 29.

Hughes.—Primary confusional insanity. *Th. al. and neur.*, juillet 1892.

Jenkins. — Puerperal mania : has it any connection with toxæmia. *Am. med. Month.* N. Y., 1857, VIII, 284.

Kent. — Puerperal Phrenitis. *Arch. med. J.*, Saint-Louis, 1879, VII, 180.

Kollock. — Case of hysterical monomania following parturition. *South. med. and Surg. J.* Augusta, 1865, XI, 608.

Lightfoot. — Puerperal mania, its nature und treatment. *Med. Times*, Lond., 1850, XXI, 273.

Lloyd. — Philadelphia. *Neurol. Soc.*, novembre 1890.

Mackensie. — Pathology of puerperal insanity. *Lond. med. J.*, 1851, III, 504.

Pilgrim. — Mental disturbances following puerperal eclampsia. *Am. J. Ins.* Utica, 1886, XLIII, 7.

Ross (**J.**). — On the psychical disorders of multiple neuritis. *J. of med. sc.* Lond., 1890.

Savage. — *Insanity and allied neuroses.* 2e éd. Lond., 1886.

Tuke. — On the statistics of puerperal insanity. *Edinb. M. J.*, 1864-1865, X, 1013.

Weber. — On delirium of acute insanity during the decline of acute disease. *Med. Ch. Trans.* London, 1865, vol. 48, p. 135.

Webster. — Remarks on statistics of puerperal mania. *Proc. Westminster M. soc. Lond.*, 1848.

William (**L.**) (Worcester). — Confusional insanity. *Americ. J. of ins.*, juillet 1894, p. 71.

Wiglesworth. — 27 cases of insanities. *Liverpool med. and Chir. Journ.*, 1886, VI, 349.

Williams. — Case of puerperal convulsions with puerperal mania. *Prov. M. and S. Journ.*, Lond., 1850, 117.

Zinke. — Three cases of puerperal insanity with remarks. *Obst. gaz.* Cincinnati, 1884, VII, 169 ; 188.

III. — Bibliographie allemande.

Abrachamson. — Von dem Wahnsinn bei Kind betterinnen. *N. Arch. de prakt. Arznk. f. Aertze.* Leipz., 1889, I, th. 47.

Arndt. — Ueber Puerperalpschychosen. *Beitr. z. Geburtsk. u. Gynækol.* Berl., 1874, III, 183.

Aschaffenburg. — Ein Beitrag zur Lehre vom Collapsdelir, etc. *Neur. Centralb.*, 1892, nº 13, p. 442.

Benoly. — *Statitische Beitræge zur Kenntniss der puerperalpsychosen.* Diss. Wurzb., 1876.

Berndt. — Bemerkungen über dei Natur und die Behandlung der Mania puerperalis. *J. d. prakt. Heilk.* Berl., 1828, LXVII, 5 st. 3.

Beyer. — Zur Pathologie der Acuten hallucinatorischen Verworrenheit. *Neur. Centralb.*, 1894, nº 2, p. 92.

Bierbergeil. — Glucklicher Ausgang bei einer Eclampsia parturientum und nachfolgender Mania acuta. *Wochenschrift f. d. ges. Heilk.* Berlin, 1844, 461.

Binzwanger. — Zur Lehre von der acuten heilbaren Dementia. *Charité Annalen*, t. VI, p. 412, Berlin, 1881.

Bruckmann. — Ueber eine Mania puerperalis. *Arch. f. med. Erfahr.* Berlin, 1811, I, 3.

Buch. — *Arch. f. Psychiatria*, t. XI.

Buchmuller. — Ein Fall von geheilter Eclampsia und darauf folgender Mania puerperalis. *Allg. Wien. med. Zeitg.*, 1875, XX, 425, 467, 478.

Cramer (A.). — Abgrenzung u. differential Diagnose der Paranoia. *Allg. Z. f. Psych.*, t. II, 1894, p. 286.

Dedichen. — Akut primær puerperal Demens. En psykiatrisk studio. *Norsk. Mag. f. Liege widensk.* Christiania, 1890, 4, R. V. 35.

Fersheim. — *Die Behandlung der Mania in der Bettlage.* Gœttingen, 1882.

Fischer. — Zur Puerperalmanie. *Wochensch. f. d. ges. Heilk.* Berlin, 1845, 317.

Fritsch. — Die Verwirrtheit. *Jahrbücher f. Psych.*, t. II, p. 27. Berlin, 1881.

Furnster. — Ueber Schwangerschafts and Puerperal psychosen. *Arch. f. Psych.* Berl., 1874-75, V, 505.

Heidenhein. — Zur pathologie... der Mania puerperalis in Besonderen. *Wochenschrift f. d. ges. Heilk.* Berl., 1846, 549, 565, 585, 600.

Helftt. — Zur Statistik, Pathologie und Behandlung der Mania puerper. *N. Zeits. f. Geburts* Berlin, 1851, XXIX, 353,

Heller. — Blut bei Mania puerperales. *Arch. f. phys. u. path. Chem. u. Mikr. Wien.*, 1844, I, 19.

Hoppe.— Im Wochembett enstende Geistestorungen. *Arch. d. Psych.*, t. XXV., 1893, p. 136.

Ideler. — Ueber der Vesania puerperalis. *Ann. d. Char. Krankeih. zu.* Berlin, 1851, II, p. 121.

Kœs (Th.). — Untersuchungen ueber Verwirrtheit, anal. In *Neur. Centralb.*, 1893, p. 648.

Kahlbaum. — *Die katatonie.* Berlin, 1894.

Kern. — Erschöpfungs deliren. *Allg. Z. f. Psych*, t. XXXIX, 1893, p. 801.

Krafft-Ebing. — *Lehrbuch*, 1879.

Krapelin. — Ueber den Einfluss acuter Krankheiten auf die Enstehung von Geisteskrankheiten. *Arch. f. Psych.*, t. XI, 1881, p. 137, 295, 649, t. XII, 1882, p. 65, 267.

Kretz. — *Allg. Z. f. Psychiatrie*, t. XL, p. 281.

Konrad. — Zur Lehre von der acuten hallucinatorischen Verworrenheit. *Arch. f. Psych.*, t. XVI, 1885, p. 522.

Leideshorf. — Ueber Puerperalpsychosen. *Allg. Wien. med. Zeitg.*, 1871, XVII, 248.

Luebben. — *Zur Statistik der Puerperal-psychosen.* Th. Halle, 1872.

Mendel. — *Die Manie*, 1881.

Mayser. — Zum Sogenannten hallucinatorischen Wahnsinn. *Allg. Z. f. Psych.*, t. XLII, 1886, p. 11..

Merklin. — *Studien ueber die primäre Verrucklheit*, In. Dis., Dorpat, 1879.

Meyner. — Die acuten Formen des Wahnsinns und die Verlauf. *Jahrb. f. Psych.*, t. II, 1881, p. 181.

Meynez. — *Ueber puerperal Fieberpsychosen.* Th. Strasbourg, 1888.

Mewis. — Vier Fœlle von Puerperalmanie. *Beit. d. kön Sæchs. Entbind. Inst. in Dresd.* Leipz., 1876, II, 112.

Moll. — Waarsseming van Kraamvronwelyke Krangkzinngheid Pract. *Tjdsch. v. de Geneesk.* Gorinchem, 1822, I, 17.

Neisser. — Eroiterungen uber die Paranoia von Klinischen Strandpunkte. *Centralb. f. Nerv. u. Psych.* Janvier 1892.

Netschau. - Ueber Verwirrcheit bei einigen Formen acutes Geistenstörung, Anal in *Neur, Centralb.*, 1893, p. 648.

Olshausen. — Beitrag zu den puerperalen psychosen, speciell den nach auftretenden *Ztschr. f. Geburtsh. und. Gynæk.* Stuttg., 1891 XXI, 371.

Orskansky. — Ueber Bewasstseinstörungen und deren Beziehungen zur Verrucktheit und Dementia. *Arch. f. Psych*, t. XX, 1889, p. 309.

Oscander. — Einige Bemerkungen und Beobachtunger über puerperal manie. *Ann. f. d. ges. Heilk.*, 1843.

Pfeufer. — Ueber die mania puerper. etc. *Med. Corresp. Bl.*, 1831, II, 39.

Ripping. *Die Geistentörungen der Schwangeren, Wœchnerinnen, etc*, Stuttgart, 1877.

Roesch. — Ueber die Natur and Behandlung der mania puerperalis. *J. d. pract Heilk*, Berlin, 1838, LXXXVII, 5, et 76.

Samt. — Epileptische Irreseinsformen. *Arch. f. Psych.*, t. V, p. 393, 1875, t. VI, p. 110-177.

Schaefer. — Bemerkungen zur psych. Formenlehre. *Allg. Z. f. Psych.* t. XXXVI, 1880, p. 214.

Scholz. — *Arch. f. Psych.*, t. III, 1881, p. 371.

Schlangenhausen. — Beitrag. zur Casuistik der pseudopharischen Verwirrtheit. *Jahrb. f. Psych.*, t. II, p. 196, 1881.

Schmidt. — *Beitræge zur Kenntniss der puerperal psychosen.* Th. Berlin, 1880, XI, p. 75.

Schule. — Zur Paranoia Frage. *Allg. Ztg. f. Psych.*, t. L.

Schœhilhal. — Ueber acute hallucinatorische Verwirrtheit. *Neur. Centralb.*, 1891, n° 23, p. 733.

Serbski. — Ueber die acuten Formen von Amentia und Paranoia. *Allg. Ztg. f. Psych.*, t. XLVIII, 1892, p. 328.

Sommer. — *Diagnostik der Geisteskrank.* Wien. u. Leipzig, 1894.

Stegman — Wahnsinn in Wochembette. *Arch. f. med. Erfahr.*, Berlin, 1825, p. 508.

Varges. — Zur puerperalmania. *Zstch. f. med. chir. u. Geburstsh.* Magdb. u. Leips, 1857, XI, 451.

Von Vogt. — Erschopfungs delirium. *Allg. z. f. Psych.*, t. XXXIX, 1883, p. 801.

Weber. — Ueber Schwangerschafts und Puerperal psychosen. *Jahresb. d. Gesellsch. f. Nat. u. Heilk. zu Dresd.*, 1875, 76, 131.

Weber (C.-A.). — Melancholia puerperalis. *Ztschr d. deutsch. Chir. Ver.* Magd. 1853, VII, 342.

Weber (F.). — Ueber Mania puerperalis. *Allg. med. Cent. Ztg.* Berlin, 1870, XXIX, 1037, 1049.

Werner. — *Die Paranoia.* Stuttgard, 1891.

Westphal. — Ueber die Verrucktheit. *Allg. z. Psych.*, t. XXXIV, 1878, p. 252.

Wille. — Die Lehre der Verwerrtheit. *Arch. f. Psych.*, t. XIX, 1888, p. 328.

Wundt. — *Untersuchungen z. Mechanik d. Nerven u. Nervencentren*. Erlangen, 1871.

Zichen. — Ueber Storungen der Vorstellungsablaufes bei Paranoid. *Arch. f. Psych.*, t. XXIV, 1892, p. 112 et 365.

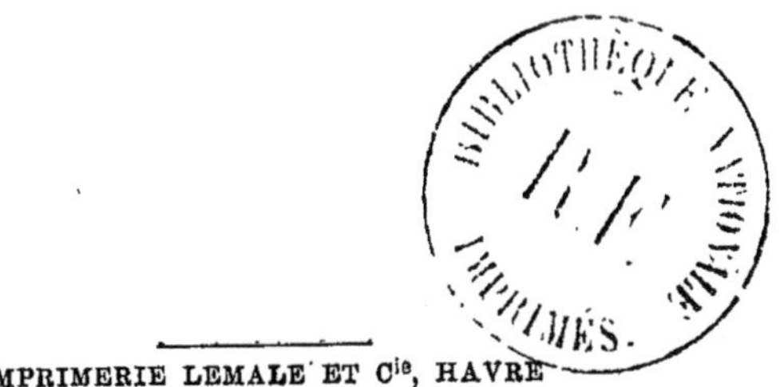

IMPRIMERIE LEMALE ET C[ie], HAVRE

www.ingramcontent.com/pod-product-compliance
Ingram Content Group UK Ltd.
Pitfield, Milton Keynes, MK11 3LW, UK
UKHW021623260726
13994UKWH00003B/1041

9 782329 122441